JN170075

EATING RISK

A Critical Sociology of Food and Science

リスクを食べる

食と科学の社会学

柄本三代子

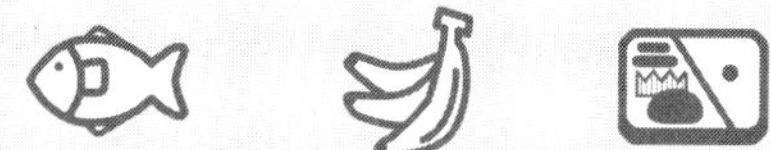
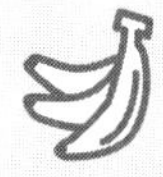
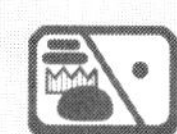
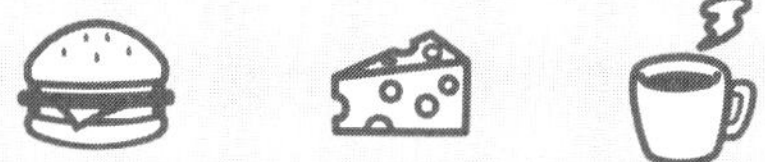
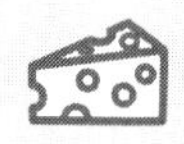
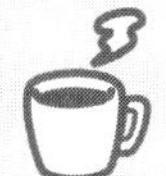
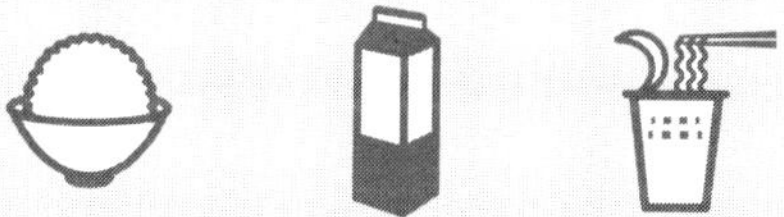
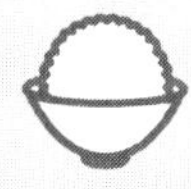
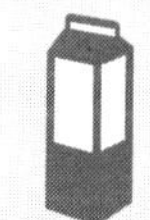
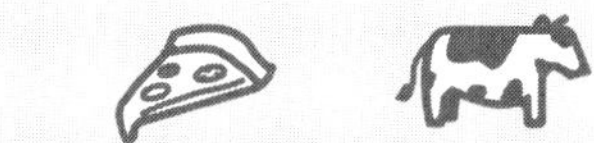
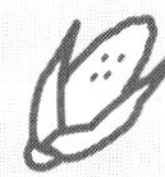
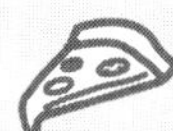

青弓社

リスクを食べる——食と科学の社会学

目次

第4章 テクノフーズの氾濫——科学を食べなさい

第5章 リスク〝ディス〟コミュニケーション——正しく食べなさい

第6章 永遠のゼロリスクと禁断のゼロリスク——正しく消費しなさい 203

装画——Malpu Design［渡部克哉］
装丁——Malpu Design［清水良洋］

はじめに

私は何を食べているのだろう。もちろん、自分で買ってきたものである。ゼロから自分で作り出したものは一つもない。では、それはどこで、誰によって、どのようにして作られたのだろうか。また、それに含まれているものは何だろうか。「含まれているものは何か」を知る術はあるのか。私が知るべきことは知らされているのだろうか。知るべきこととは何だろうか。

目の前のこの食べ物そのものが、現代を生きるほとんどの者たちにとって、決してすべてを知りえないような、おそらくはブラックボックスなのだ。そのようなものを私はこの体内に投入し、一部は私の身体となり、その他を体外に排出している。その意味で、私の身体と社会とは食を媒介として深く結び付いている。私は社会を、制度を、法律を、歴史を、科学を、政治を、時間を、誰かが考えたアイデアを、もしかして誰かの悪だくみを、それについて深く考えず、あるいはまったく知らないままに毎日毎日ひっきりなしに身体に取り入れている。自分にとってかけがえのないこの身体に投入するにしては、あまりにも無防備であり、無知であり、無力である。

だからいま、食べるということにはさまざまな不安がつきまとう。そして、その不安を解消するために食べる、あるいは不安だから食べない、そういった日々を送ることに私たちは慣れてきてしまった。この不安は、リスクと言い換えてもいいだろう。何らかのリスクを避けるために、何かを食べたり食べなかったりする。本書は、そのような食をめぐるリスクについて考えるものである。それはつまり、目の前の、そしてこの瞬間の、たった一口の「おいしい」「まずい」といったことにすぎないかもしれない食をめぐる選択が、社会、国家、政治、経済、世界とどのようにつながっているのかについて考えることになるだろう。

この本の主テーマは、食をめぐるリスクと科学言説である。科学の言葉で語られる健康や食の安全や安心であり、健康リスクや不安である。というのも、健康であるとか安全であるとか安心であるとかの語りには、現代では必ずと言っていいほど科学の言葉が添付されている。しかもそれは、より正確に言うと、科学的厳密さが実は要求されていない科学の言葉である。専門家が言っているというだけで、科学的に説明されているかのようであるというだけで、日常では使用されない科学的な言葉が使われているというだけで、専門家が言っていたと素人が語るだけで、そしてまたテレビで言っていたというだけで、私たちの日常的理解では十分に科学的なものなのである。(1) もちろん科学的な正しさ、すなわち精度を上げることを目指し、その正誤について議論することは重要だし、本書は科学（的知見）を否定するものではない。賢いとか賢くないとかという意味でもない。それらの重要性や理解度とは別のところでも、私たちはまた生きているということだ。

日常を生きる私たちにとって、場合によってはそもそも「科学的厳密さ」は実はたいした問題ではなかったりもする。あるいはそのような私たちの理解の仕方を、専門家らが積極的に活用したりもする。したがって、専門家による、日常生活では聞き慣れない難解な用語や巧みな言い回し、知識そのものではなく、それらがどう使われ、どのように理解されているのかが本書での考察の対象になる。社会学的知見による本書にとって重要な前提は、私たちにとって食べることとはそもそも科学的なことでも堅苦しいことでも難しいことでもなく、誰だって難なく日常的におこなっていること、そういうふうにおこなわざるをえないこと、という点である。

私たちの日常における「食べること」とはしかし、科学の言葉や「正しく食べなさい」というしばり（社会規範）に慣らされ、もはやそれなしには食を理解できなくなっているのかもしれない。たとえば、画家でありエッセイストでもある佐野洋子が以下のように書いている。

体に悪いものだけが、うまいような気がする。そのくせビタミン不足かと思ってキウイなんか食う私。

ベルリンの下宿のアンジェリカはオレンジを出す時、「これはビタミンCです」と云うので、オレンジが急にオレンジの味がしなくなってビタミンCというものに急変して味気なくなった。(2)

私たちの周りには、ビタミンCが含まれているものとして説明される食品がオレンジ以外にもたくさんある。そして、ポリフェノールも難消化性デキストリンも茶カテキンも、「燃焼系」も「脂肪にキタキタッ」も「プリン体と戦う」も、いまや空気のようにあたりまえに存在する私たちの社会にとって、ビタミンCが入っているものを食べるとどのようないいことがあるのか、どのようなリスクを回避することができるのか、という説明はアンジェリカに限らず容易なことだろう。

食べることへの科学の言葉の猛烈な侵入の一方で、私たちにとっての食は、やはりそれだけでは理解しきれない部分が多い。たとえば、ドラマ『すいか』（日本テレビ系、二〇〇三年）や『Q10』（日本テレビ系、二〇一〇年）を手がけた脚本家・木皿泉は、食べるシーンにこだわりがあるとして次のように述べている。

缶入りのミートソースにウインナーをまぜただけのパスタでも、やっぱりそれは、おふくろの味なのだ。その匂いをかいだだけで、自分の母親を思い出して、くすぐったいような、切ないような、照れくささを感じるからだ。そして、そんなもののおかげで自分は今ここにいるのだなぁとしみじみと思える。それは、自分が死ぬまで持ち続けることができる財産みたいなものだろう。(3)

〔自分たちのドラマを：引用者注〕面白いと感じてくれる人がいるなら、それは、「食べる」ことがテーマだからだろう。食は、自分が育った家のみっともない、恥ずかしい面、よそとは違うぶさいくなことと分かちがたく結びついているし、時にはすごく切実やから。(4)

本書は食とリスクと科学言説について考察していくのだが、一方で以上のようなくすぐったさ、切なさ、照れくささ、みっともなさ、恥ずかしさ、そしてぶさいくである部分を抜きにしては私たちの食を論じたことにはならないという視点もまた保持する。そしてそれはある種の専門家からみれば、論じるに値しないどうでもいいこと、意味のないこと、妙なこだわり、非科学的、非現実的なことだったりするのだろう。しかし、食や食べることとは、食べながら日常を生きるしかない私たちにとってそもそもそんなものであり、かつ私たちの人生を形成する「自分が死ぬまで持ち続けることができる財産」でさえある。

このことに関して興味深い取り組みがある。大阪にある淀川キリスト教病院のグループ施設ホスピス・こどもホスピス病院では、入院患者からのリクエスト食を受け付けている(5)。食べるということは生きるということだが、死がそこに迫っている人にとっての食事とは、生きるためということなのではないだろうか。生をまっとうしようというときに、栄養学だの医学だの、あるいは正しい食事だの健康な食事だのといったことは、もはやどうでもいいことだろう。このホスピスでは振り返った人生につながる食事をリクエストする方が多いらしく、したがってその過去をほぼ正確に復元してくれる技こそをその方たちは所望しているのではないだろうか。それはしばしば、子どものころの思い出や幸福感とともに再現されるらしい。誰とどこで食べたか、そのときどういう気持ちだったか、盛られた器、見た感じ、色合い、箸を入れた感触、口あたり、鼻を通ってくる香り、噛んだときの食感、舌触り、のどごし、食道から胃袋に入っていく感触、口に残る味、そんなことがいちいち記憶としての過去や現在を作っている。そして、いやでも応でもそこを起点にして私たちは未来へと志向する(しかない)。

先述した木皿泉の書では、脳内出血で半身マヒになり、食べ物が飲み込めなくなった「相方」の食についても以下のように書かれている。

鰯と芋と大根の煮物をミキサーにかけた、ドロドロの得体の知れないような食べ物を、相方は顔をしかめつつ、すべて食べきった。私は祈るように見ていた。あれは、何のための努力だったんだろう？　生きるためだけなら、チューブの栄養で十分だったはずなのに。（略）食べるというのは、自分に必要なものを補うということだけではないのだ。外の世界のものを噛み砕いて、自分の体の中に取り入れてゆく。自分の口からものを食べるというのは、力強く、外の世界を生きてゆくということだ。誰かが作ったものを食べる。誰かがとってきたものを食べる。食べることを失うというのは、外の世界を失うということだ。(6)

「健康な食品」も「食の安全」も「食のリスク」も、「ビタミンC」も「難消化性デキストリン」も「水銀」も「セシウム」も、私たちの生々しい経験から切り離されたかのような科学的事実／成分単体として思考されるのが、現代の常である。そのこと／それ自体について私たちがどのように考えているか、またそれを自分の身体との関連でどのようにとらえているのか。そうした社会や日常の文脈に関わる側面については、切り捨てられる。しかし、それら科学的事実／成分単体が私たちの食生活に関連づけられたものである以上、すべてを感覚／感情／経験／記憶／未来の場となる私たちの身体と外の世界とをつなぐものとして、理解することも重要なはずだ。より正確に言うなら、そもそも私たちはそれらについてそのように理解するしかないという、あたりまえのことをここで確認しておきたい。人々が食をめぐるリスクをどのように考えているのかを考慮に入れなくてはならない。そのようにしてしか、私たちの食や食べることの本質は見えてこない。

本書の目的は、今日私たちの食べることにまつわる科学の性質を含む外の世界がどのようなものであるかを明らかにすることである。たとえば、いくら専門家から「正しく怖がり」「正しく食べなさい」と言われたとしても、ここまで述べてきたような側面をふまえて議論する必要がある。そしてどんな「科学的正しさ」で語られていたとしても、必ずや誰しもが日常生活を基盤としながらそれを理解するしかない。私たちは決して「科学的正しさ」だけで食べたりしない。切なくて、みっともなくてぶさいくで、しかしどうしようもなく切実なことと瞬時に直結してしまう／させてしまう、そういう理解のもとに食べている。そもそも生きていくためにはとにかく食べるしかない。あれこれについて「正しく理解」することが大事だとしても、まずはこの厳粛な事実と直結している。食べることをめぐって、「よき市民」として要求される「科学的正しさ」と生きるために食べることの分断と接続、それがどのようになされているのかを考えたい。

　それでは、私たちは自らの身体に取り込んでいるものについて、はたしてどれだけ理解できているのか。さらには、私たちはどのように理解しているのか。また、その前段階として、自分の身体を維持し作り上げるものについて、私たちの知る権利はどの程度保障されているのか。そしてもし（知りたいかいなかにかかわらず）知らないという状況におかれ続けるとするなら、それは社会との隔絶だけでなく、自らの身体との隔絶をも意味することになるのではないだろうか。

　食料自給率低下を前提とした政策[7]がとられ、第4章でみるように、安直に何らかの健康を獲得できるかのような食品に包囲され、また第5章や第6章でみるように、不安を安心に変える方便がシステマティックに機能し、未曾有の関税撤廃や規制緩和が断行されるTPP（環太平洋経済連携協定）について「大筋合意」と報じられている現在、自分たちが食べているものがいかなるモノでいったいどこから来てどのように作られたものであるのか、次第にわかりにくくなる流れにあるとするなら、それは私たち自身が外の世界から次第に切り離されていっているということであり、外の世界を失いつつあるということに等しい。食べるということが私たちの手からどんどん遠いところへ向かっているのではないか。食べることを失わないために、食を通して外の世界について知ることがますます重要になってきている。そして、そのキーワードになるのがリスクと科学と知識である。

たかだか食べるということについて、生産者と消費者との関係も、産地と消費地との距離も、媒介するものも含有されているものも、あらゆる意味で複雑化してきている。それにもかかわらず、ますます「正しい理解」が求められる。そして私たちはある程度のリテラシーをもちあわせたり、あるいはもちあわせていなかったりしながら、見えない不安に脅かされたりもする。いずれにしても、ただ食べるということに、なぜこんなにも知識が必要とされるのか。「生きるために食べる」というすべての生物がおこなう自然かつ単純なはずの行為は、膨大な社会的意味を担う行為となっている。正しいか正しくないかが問われる。科学的であるか科学的でないかが問われる。自己責任が問われる。リテラシーの有無が問われる。倫理的であるかいなかが問われる。よき親であるかいなかが問われる。ただ食べるということ、ただそれだけのことのために私たちは問い詰められる。追い詰められる。分断される。

注

（1）これについては、柄本三代子『健康の語られ方』（〔青弓社ライブラリー〕、青弓社、二〇〇二年）で論じた。

（2）佐野洋子『役にたたない日々』（朝日文庫）、朝日新聞出版、二〇一〇年、六二―六三ページ

（3）木皿泉『木皿食堂』双葉社、二〇一三年、二〇ページ

（4）同書三五ページ

（5）青山ゆみこ『人生最後のご馳走――淀川キリスト教病院ホスピス・こどもホスピス病院のリクエスト食』（幻冬舎、二〇一五年）を参照のこと。また、「メディア掲載情報」については、淀川キリスト教病院ウェブサイト「病院案内」（〔http://www.ych.or.jp/about/publications/1.html〕［二〇一六年五月一日アクセス］）を参照のこと。

（6）前掲『木皿食堂』四八ページ

（7）二〇一五年三月十七日に農林水産省が原案をまとめ、三十一日に安倍晋三内閣が閣議決定した「食料・農業・農村基本計画」では、食料自給率目標（カロリーベース）を五〇パーセントから四五パーセントに引き下げられた。

第1章　食とリスクのマトリクス

1▼〈権利／手段としての健康〉の棄損、〈責務／目的としての健康〉の推進

拙著『健康の語られ方』ですでに、一九九六年に突然始まった生活習慣病という言説の使用選択が、健康であることや健康を目指すことは個人の責務であり、健康リスクの個人化、すなわち個人のものとして問題を発見し解決する流れを決定づけた一つの契機であることを述べた。その言説の誕生の背景には、少子高齢化という人口構造の変化と、感染症などの急性期疾患から生活習慣病を中心とした慢性期疾患へという疾病構造の変化という二つの理由づけがあった。

しかしこの言説は、健常時の不適切な生活習慣（不適切な食習慣、運動不足、睡眠不足、飲酒・喫煙など）の改善を視野に入れた病名であって、生活習慣病という病に罹る人が現実にいるわけでは

ない。近年ではメタボ（リックシンドローム）を含む言説の使用選択によって、効果的にプライマリーヘルスケアを推進しようとしているのが、糖尿病、肥満症、高脂血症（いわゆる血液ドロドロ）、高血圧症などである。このような言説は、健常時から私たちの日常の行為を規定する到達できない〝不可能な抽象〟として機能する。

『健康の語られ方』でも食について論じたのだが、楽しみとしていわゆる健康食品を消費していることに対して頭ごなしに否定することまではできないだろう、と当時は安易に考えていた。しかしその後の十年で、「ネオリベラリズムと新しい公衆衛生」として説明した状況は、徹底化する形で新たな局面を迎えた。物事に無関心のまま現状に甘んじていると、そのままそれが自分にはね返ってくる状況が急速に整備されてきていて、事態は緊迫化し深刻化している。本書で展開する議論の今日的背景として、健康をめぐるポリティクス（本節）、経済成長戦略（第2節）、食の安全への関心と不安の高まり（第3節）、という三点に注目してまず確認しておこう。

健康増進法の成立

私たちは、流れゆく情報のなかで、つい数年前のことなども遠い昔のこととして忘れ去ってしまいがちである。現在を理解するために、現在だけを切り取って理解しようとさえする。しかし、当然のことながら現在は過去の積み重ねであり、どの過去を参照しながら現在を眺めるかによって現在の見え方が変わってくる可能性がある。

現在とこれからの流れについて考えるヒントとして、二〇〇二年にさかのぼってみよう。自民党小泉純一郎政権のもと、第百五十四回通常国会で紛糾の末に可決成立した医療制度改革関連法の一環として、「来年四月からのサラリーマン本人の医療費自己負担割合を三割（現行二割）に引き上げる」という改正健康保険法が成立し、二割から三割へと国民の医療費負担が重くなった。そして、医療制度改革関連法にはもう一つの法律がセットになっていて、時代の重要な変化を反映していた。それが健康増進法である。『健康の語られ方』で論じたように、健康を目指すことはあたりまえのこととしてすでに浸透していた。

その健康増進法の第二条では次のように「国民の責務」を明記している。「国民は健康な生活習慣の重要性に対する関心と理解を深め、生涯にわたって、自らの健康状態を自覚するとともに、健康の増進に努めなければならない」。しかし一方で、憲法第二十五条では「すべて国民は健康で文化的な最低限度の生活を営む権利を有する」と、国民にとっての健康は権利であり、「国は、すべての生活部面について、社会福祉、社会保障及び公衆衛生の向上及び増進に努めなければならない」と、その権利遂行の責務は国にあった。つまり、この健康増進法では、憲法第二十五条で「国民の権利」だったはずの健康が、一生涯私たちが負うことになる「国民の責務」[1]へと象徴的に変換されたのである。健康を目指すことは、もはやブームなどというものではなく、「私の個人的なことがら」でさえなくなっているのだ。

成立の背景

健康増進法の根拠になっているのは、すでに二〇〇〇年から実施されていた「二十一世紀の国民健康づくり運動（健康日本21）」である。「成人の一日あたりの野菜の平均摂取量の増加」「自分の適正体重を維持することのできる食事量を理解している者の割合の増加」「自分の食生活に問題があると思う者のうち、改善意欲のある者の増加」などについて、一〇年までに到達すべき具体的な数値目標を掲げていた。[2]しかし健康日本21とは、法的スキームがなければ頓挫するような運動だった。市町村レベルでは、これを推進するための案づくりがなかなか進まなかったのである。〇一年十一月末の段階で、市町村計画の策定ずみは、三千百七十二市町村のうち百二十八市町村にとどまっていた。その要因として、各市町村での施策優先順位の関係で、法的根拠がともなわない策定は後回しになっていたことが理由とされている。[3]

このように、ヘルスプロモーション活動に法的スキームが求められた背景にあるのは、国民に対し直接的影響力を行使しながら統治を目指すというよりも、むしろ各自治体・関係者の取り組みを推進させることが目的の一つだったことである。国としては、情報提供によって健康増進のための普及啓発を国民に促すよう地方をバックアップし、最終的かつ最大の目的である生活習慣改善は国民それぞれの自主性を重んじる、つまり自己責任に委ねるという統治形態をとっている。国民自らの自由意志発動が、結果として統治への自由参加をもたらすという形態だ。私が何をどれだけ食べるかという自発的選択（それも、どうでもいいような日常的些事についての選択）も、ネオリベラルな統治形態と無縁ではない。[4]

つまりこの健康増進法は、直接的には地方の参加を義務づけるものであり、ひいては国民個々人の責任による主体的参加に法的根拠を与えるものである。あくまでも直接的介入という統治形態はとらない。それを自らの生活習慣に取り入れるか、改善するか、態度変容に結び付けるかは、あくまでも自己判断に任されている。そして身体を自己管理することを前提とし、それを内面化させた国民が生み出されていく。このような理解が徹底されるかぎりで、健康を損ねるということはあくまで本人の能力と責任の問題、ということになる。

法制化によって、生活習慣病という未来のリスクに常に配慮して現在の行動を選択させることに、さらに高度な合理性が与えられた。そして、とても人様にお見せできないような「私」のささやかな日常に、「公」の関心が躊躇なく注がれる。ぶさいくでみっともない食も、しかりである。とても不完全な存在であることが、公の関心に基づいてこれほど否定される時代があっただろうか。「私」の生き方や食べ方、運動の仕方、歩き方、まさに生活習慣の微細にわたって「それではだめだ」と警告され、修正を促される根拠が、直接的介入という形態をとらずに法制化されたのだ。「公の関心になる」ということは、ただ単に直接的な政治的・行政的介入だけを意味しない。自らのごく日常的な判断に、きわめてマクロな説明が介入することでもある。「私」の自由な選択に「公」の視線がからまりついてくるのだ。私たちの身体に対するガバナンスは、とりわけ食をめぐってダイレクトに影響を及ぼそうとしている。

健康の不平等

さて、健康が「国民の責務」すなわち個人の責務になるということは、いわゆる自己責任化に等しい。しかし、健康であるかいないかは、個別個人的要因だけで決定されるものでないことは自明である。[5]　したがって、個人的責務にすることで、本来は「社会の問題」でもあることが隠蔽されてしまう可能性がある。つまり個人の外部にある他のリスクファクターで説明させない。そうすると、さまざまな不健康を生み出す問題の背後は見えにくくなってしまう。

　ここで考えておかなければならないのは、健康の不平等についてである。とくに関連深いのは、混合診療導入への動きだ。たとえばこれも小泉内閣当時だが、経済財政諮問会議によってとりまとめられた「今後の経済財政運営及び経済社会の構造改革に関する基本方針」が二〇〇一年六月二十六日に閣議決定された。そのなかには医療制度改革も含まれていて、「公的保険による診療と保険によらない診療（自由診療）との併用に関する規制の緩和など患者の選択による多様な診療の組合せを可能にする等公的医療保険の対象となる医療の範囲を見直す」といった、いわゆる混合診療に向けた積極的な姿勢が打ち出されている。また「負担の適正化」として、「患者・国民にも、真に必要な医療に対する負担を求める。このため、適正な患者自己負担の実現・保険料負担の設定を行う」[6]ともある。

　自己負担増や混合診療への流れが、ここで決定づけられたのである。この場合の規制緩和は先述した憲法第二十五条にあったような「権利としての健康」、すなわち教育を受けたり働くといった日常生活を送るために必要な「手段としての健康」にかかる国の負担を軽減し、その分個人の負担を重くするものである。負担が重くなればなるほど、負える者と負えない者との格差とその広がりが問題になってくる。

　貧困が拡大しつつある現状で、「健康で文化的な最低限度の生活」というラインが揺らいできている。医療や介護に関わる自己負担率が上昇する一方で、健康を目指すことが責務、すなわち目指すべき目標となり、「目的としての健康」が奨励されることによって、私たちはどのような影響を受けるのだろうか。この転換で重要な基調をなしているのが食である。

以上のような流れは、〈権利／手段としての健康〉から〈責務／目的としての健康〉への移行、あるいは重点化を意味すると同時に、次節でみていくように、私たちの身体そのものと、健康を目指すという意志さえも消費財となっていく流れの正当化につながっている。また、個人の責任となり消費者としての解決が期待されるとき、健康の権利を有する国民から健康の責務を負った消費者へ移行しているともいえる。

2▼新自由主義のもとでの戦略としてのヘルスケア

先述したように「国民の責務」が明記された健康増進法の成立は、改正健康保険法とあわせて、国家として新自由主義経済とセットでリスク管理する方向へと、社会政策が舵を明確に切り始めていたことを示す一例でもあった。この点について次に検討する。新自由主義については、デヴィッド・ハーヴェイが以下のように説明している。

新自由主義とは何よりも、強力な私的所有権、自由市場、自由貿易を特徴とする制度的枠組みの範囲内で個々人の企業活動の自由とその能力とが無制約に発揮されることによって人類の富と福利が最も増大する、と主張する政治経済的実践の理論である。国家の役割は、こうした実践にふさわしい制度的枠組みを創出し維持することである。（略）要するに新自由主義は言説様式として支配的なものとなったのである。それは、われわれの多くが世界を解釈し生活し理解する常識（コモンセンス）に一体化してしまうほど、思考様式に深く浸透している。(7)

本書の文脈に位置づけるなら、私的所有権や自由市場を基調とした制度的枠組みで個々人の能力を発揮することによって、健康を増大させるという政治経済的実践の理論が適用された、ということである。

また消費者のライフスタイルに常識として根ざしたといっていいだろう先述した〈責務／目的としての健康〉へのシフトは、「国民の健康」や「最低限度の生活を営む権利」に対する国家の責務を軽減させることも意味する。その減じた分を国民は消費者として自力でまかなうことが奨励されるというわけだ。

国民のニーズはつくられる

二〇一三年六月五日に安倍内閣によって設置された規制改革会議が報告した「規制改革に関する答申——経済再生への突破口」（第一次答申）も、新自由主義経済の流れをくむものである。ここでもやはり〈責務／目的としての健康〉が焦点になっている。資本主義経済の行き詰まりについては、すでに多くが指摘されているところだが[8]、しかし経済成長する余地を無理やり作り出し、そうすることによって貧困や格差といった現存する諸問題が解決できるのだ、とする言説には根強いものがある。「はじめに」には以下のようにある[9]。

規制改革は、我が国の経済を再生するに当たっての阻害要因を除去し、民需主導の経済成長を実現していくために不可欠の取組であり、内閣の最重要課題の一つである。
規制改革会議（以下「会議」と略称する。）は、規制改革を総合的に調査審議する内閣総理大臣の諮問機関であり、平成二十五年一月二十三日、政令に根拠をもつ審議会として発足した。設置期間は、平成二十八年三月三十一日までとなっている。
会議においては、安倍内閣の経済財政政策に関するいわゆる「三本の矢」のうち第三の矢「成長戦略」を構成する重要な基盤として、経済再生に即効性をもつ規制改革、緊急度の高い規制改革から優先的に検討を行ってきた。（傍点は引用者）

このような規制改革の一つとして「健康・医療分野」が位置づけられ、その目的と検討の視点について以下のように述べている。

「病気や介護を予防し、健康を維持して長生きしたい」との国民のニーズに応え、世界に先駆けて「健康長寿社会」を実現するため、健康・医療分野における規制改革においては、（i）

患者の利益に適う最先端の医薬品、医療機器等を国内で一日でも早く使用できるようにする、(ii)全ての国民が健康な生活を営めるよう、健康の保持増進、病気や介護の予防を含む医療サービス・情報等に「安全」かつ「容易」にアクセスできるようにする、(iii)国民のニーズに合った医療を提供できる医療機関の発展を促す、(iv)国民のニーズに合った介護サービスの提供等により高齢化社会に対応する、という四つの視点を設定した。[10]（傍点は引用者）

さらに具体的な規制改革項目として、「①再生医療の推進、②医療機器に係る規制改革の推進、③一般健康食品の機能性表示を可能とする仕組みの整備、④医療のＩＣＴ（情報通信技術）化の推進」を挙げている。そして③については、以下のように述べている。

国民の健康に長生きしたいとの意識の高まりから、健康食品の市場規模は約一兆八千億円にも達すると言われている。しかしながら、我が国においては、いわゆる健康食品を始め、保健機能食品（特定保健用食品、栄養機能食品）以外の食品は、一定以上の機能性成分を含むことが科学的に確認された農林水産物も含め、その容器包装に健康の保持増進の効果等を表示することは認められていない。このため、国民が自ら選択してそうした機能のある食品を購入しようとしても、自分に合った製品を選ぶための情報を得られないのが現状である。

また、特定保健用食品は、許可を受けるための手続の負担（費用、期間等）が大きく中小企業には活用しにくいことなど、課題が多く、栄養機能食品は対象成分が限られていることから、

> 現行制度の改善だけで**消費者のニーズ**に十分対応することは難しい。このような観点から、**国民のセルフメディケーション**に資する食品の表示制度が必要である。[11]（傍点は引用者）

民需主導の経済成長を実現するためにおこなわれる経済再生への突破口が、前述のように「長生きしたいとの意識」や「国民のニーズ」あるいは「消費者のニーズ」へと変換され自明視されている。また「国民のセルフメディケーション」なるものが重視されている点は、前節で説明した〈責務／目的としての健康〉という政策の一例にほかならない。以上のような流れは第二次答申[12]にも第三次答申[13]にも引き継がれている。

ここでは、消費によってなされるセルフメディケーションが可能でない者、それどころか最低限度の生活を生きるというニーズさえ満たせない者のニーズは度外視されている。〈権利／手段としての健康〉のニーズは、国による経済的コスト負担と認識されるだろう。社会保障関連費は削減され、前節で言及したように医療費自己負担割合は増加し、生活保護の切り捨てが問題化し、子どもの貧困率は上昇の一途をたどり、年金給付額は減額され、年金受給年齢は引き上げられ、介護保険負担率も上昇し、「健康で文化的な最低限度の生活を営む権利」を行使するための「国民のニーズ」は次第にないがしろにされていっている。たとえば、より少ない負担で医療を受けたいという「国民のニーズ」はおざなりにされたまま、特殊な関心のもとに選択され自明視された「国民のニーズ」が、経済再生への突破口として意図的に構築されている。しかも「国民のセルフメディケーションに資する食品の表示制度が必要である」というのだ。

産業育成のための健康と切り詰められる〈権利／手段としての健康〉

以上の流れは、幾本もの糸がよられていくように各方面からの動きとして理解する必要がある。なにごともそうだが、発端は一つではない。食に関する流れについて具体的事例を挙げてみよう。たとえば、健康に長生きするための食事の基準づくりに、厚生労働省はすでに乗り出していた。二〇一三年に「日本経済再生本部の下、我が国産業の競争力強化や国際展開に向けた成長戦略の具現化と推進について調査審議するため」設置された産業競争力会議に、厚生労働大臣名で三月二十九日に出された資料「健康長寿社会の実現と成長による富の創出」には、具体的な取り組みの一つとして「健康的な食事の標準化などによりヘルスケア分野等の関連市場を拡大」[14]とある。国民の権利というよりもむしろ経済成長のためのヘルスケアであることは、もはや自明である。

また二〇一三年六月二十四日には、厚生労働省主導で専門家、識者が集められた第一回「日本人の長寿を支える「健康な食事」のあり方に関する検討会」が開催された。その冒頭で厚生労働省健康局長は次のように述べている。

本日の会議は、御存じのように、今月の十四日に閣議決定されました、新しい成長戦略である「日本再興戦略」のアクションプランの一つであります「戦略市場創造プラン」におきまして、政府は国民の健康寿命の延伸を目指し、個人、保険者、企業の意識・動機づけを高めることと、健康寿命延伸産業の創出を両輪で取り組むことといたしております。そして、健康寿命延伸産業を育成するための当面の主要の施策といたしまして、この検討会で御議論いただきます疾病予防効果のエビデンスに基づきます「健康な食事」の基準を策定するということが位置づけられております[15]。

ここで注目すべき点は二つある。まず「個人、保険者、企業の意識・動機づけを高めること」が掲げられている点である。二つ目は私たちの健康と「産業の創出」がセットになっていることである。換言すると、私たちの健康への意識づけがまだまだ足らないという認識と経済成長ありきという言説が強固に結び付いている。動機づけを高めなければならないという見解の根拠は何だろうか。しかしもはや、そのような根拠を問うことさえ放置したままで、戦略市場創造プランにとって「動機づけを高める」と断言することこそが最も重要なのである。そして、これらの正当化に一貫して寄与する概念装置が〈責務／目的としての健康〉にほかならない。

この流れは、明らかに〈権利／手段としての健康〉を、すなわち健康で最低限度の生活を営む権利を、度外視し切り詰める前提のうえに成り立っている。〈権利／手段としての健康〉の責務を負うのは国家だったはずだ。しかし、生活保護の受給も医療保障も介護保険も年金も、短期的には財政を圧迫する。そのため、経済成長に寄与するものだけを国民のニーズとして認め、そのニーズをかかえた者たちを「消費者としての国民」として認知するということになる。そのなかで形作られているものとして、私たちの食は考察されなければならない。

そして、そうそうたる専門家・識者が集められ、一年以上をかけて日本人の長寿を支える「健康な食事」を検討した末のアウトプットが、「総菜に健康マークをつける」[16]ということだった。

いずれにしても、このように各方面でいわゆるヘルスケアビジネス分野への期待は猛烈に高まっている。[17]さらに例を挙げるなら、二〇一三年に出た『日本の成長エンジン健康・医療産業』などのように、〈責務／目的としての健康〉は国民のニーズに鑑みてというよりもむしろ、経済成長戦略のための一方策となったとしか解釈のしようがない、以下のような言説を生み出している。

> 二〇一二年末の第二次安倍晋三政権の誕生により政治が大きく転換し、官邸から「異次元」の規制緩和や財政出動を実施する声が高らかに上がりました。とくに、「健康・長寿社会」を目指す政権の方針を受けて、健康・医療関連産業にとっては業容拡大の絶好の機会到来ととらえられたことから、医療関連企業やバイオベンチャー企業の株が大幅に上がるという現象が見られました。世界経済のなかで日本の地盤沈下が目立つなか、数少ない日本の期待の星である「健康・医療産業」への期待はうなぎ登りです。世間では新機軸の「成長戦略」の内容に関心が集中しており、そのなかで健康・医療産業が目指すべき将来像については、議論が多岐にわたって大いに盛り上がっています。
> これが一時のブームで終わらないようにしなければなりません。[18]（傍点は引用者）

「健康・長寿社会」という言説が醸し出すイメージには、たしかに抗い難いものがある。そして抗い難ければなおさら、その言説がどのように活用されているのかについて検討することはより重要さを増す。私たち国民に対しては、人口減少社会到来時代での経済成長戦略のために〈責務／目的としての健康〉を目指すことが、明白かつあからさまに規定されている。経済成長戦略にのる〈責務／目的としての健康〉の推奨は加速の一途をたどり、健康・医療産業に依存する傾向が強く表れてきている。

一方で日本社会での健康への関心の高さは、（かろうじてまだ）購買力が支えている。そして、（かろうじてまだ）飢えを知らない購買力がある消費者たちは、ニーズとともに構築される。その身体までも「われわれ」にとって共通に理解されうるものとして構築されるのだ。

いずれにしても、身体や生命の根幹部分に経済効率性が貫徹され、したがって経済成長に寄与しない生命や身体はないがしろにされようとしているのである。なんとか必要最低限の生活を営んでいる人々の消費であっても、それを刺激するのに〈責務／目的としての健康〉はじわじわと効いてくる。行き詰まりをみせた資本主義社会で稀少な搾取先として見いだされたものが、皮肉にも「健康」なのである。

以上のように〈権利／手段としての健康〉が縮小／軽視される傾向にある一方で、〈責務／目的としての健康〉が拡大／重視されることと、規制緩和と競争を主柱とする新自由主義経済とは深く関連している。このような政策的シフトを抜きにして私たちの身体や食をめぐる現代的ガバナンスは語れない[19]。そして、「売れる食」（食のグローバル化、安価な加工食品、機能性食品）をめぐる問題は、未来の健康リスクだけではなく、現実に起こっている健康被害の問題へと接続していくことになる。

3▼食のリスクをめぐる関心と不安の高まり——政策技術の変容

食の安全への関心

日本にはすでに、チッソ水俣工場による水銀排出を原因とした水俣病、昭和電工鹿瀬工場による第二水俣病、三井金属神岡鉱業所によるカドミウム汚染がもたらしたイタイイタイ病、カネミ油症事件[20]、森永砒素ミルク中毒といったような、汚染された食品の摂取による甚大な健康被害の事例が多々ある。しかし被害者の救済は不十分なまま、また具体的な被害の規模など明らかにされないまま、過去のものとして風化し始めている。

二〇〇〇年代に入ってからも、さまざまな食をめぐる事件、あるいは食料安全保障に関わる問題が私たちを震撼させた。たとえば、雪印集団食中毒事件、国内初のＢＳＥ（Bovine Spongiform Encephalopathy＝牛海綿状脳症）確認、雪印／全農チキンフーズ食肉偽装事件、Ｏ－157カイワレ大根訴訟で国側が敗訴、『発掘！あるある大事典』納豆ダイエットデータ捏造問題、中国製冷凍餃子中毒事件、豚の口蹄疫発生、東日本大震災による福島第一原子力発電所事故による放射能汚染などである。いずれにも共通するのは、食をめぐるリスクや欺瞞が私たちにとっていかに身近で、かつ頻発する可能性が高いものかということだ[21]。

このような状況はグローバル化と無縁ではない。汚染物質の混入・蓄積による食品汚染の問題に関心が集まるだけでなく、食生活全般で高度な利便性や効率性が消費者に対しグローバルに準備され、その結果として、生産から消費に至る過程で不可視の部分が増大するという問題も注目されつつある。これは、食をめぐってどれだけ私たちが危機にさらされているか、ということへのグローバルな気づきであり、身近な食の安全に対する不安の高まりを示すものである[22]。

いずれにしても、何かを食することによってこの身体に何が起きてしまうのか、その不確実な未来にどのようにいま対処するのか／できるのか、という思考と配慮の必要性が日常化した時代になっている。起こるのか起こらないのかわからないリスクに対し、現在において予防的に対処することが、専門家にも素人にも広範に求められてきているのだ。

リスクコミュニケーションの必要性

以上は世界的な流れである。このような状況を受けて、食品の分野ではとくに一九九八年に国際連合食糧農業機関（Food and Agriculture Organization of United Nation）と世界保健機関（World Health Organization）の合同専門家会議で「食品基準及び安全問題におけるリスクコミュニケーションの適用」が議論された。そこではリスクコミュニケーションなるものについて以下のように定義された。

危害の確率および程度だけでなく、個人の価値判断など多様な要因を背景に異なる人々のリスク認識が重要な要素であることから、リスクコミュニケーションの定義は、「リスク評価者、リスク管理者、消費者およびその他の関係者間のリスクおよびリスク認識に関する情報及び意見の相互的交換」とされた。[23]（傍点は引用者）

要するに、二十一世紀に入ろうとするあたりから、食のリスクをめぐって専門家と素人（laypeople）の間でどのようにコミュニケーションをとるべきかについての関心が高まり、議論が重ねられてきたのである。日本を含め、各国でリスクコミュニケーションの名のもとに、リスクを評価し管理しながら、リスク情報をどのように伝達していき、適切な行動に結び付けていくかという試みがなされてきた。日本では二〇〇三年に「科学技術の発展、国際化の進展その他の国民の食生活を取り巻く環境の変化に適確に対応することの緊要性にかんがみ」という目的のもと、食品安全基本法が制定された。これを受けて、食品の安全に関する行政を展開するためとして同年、食品安全委員会が内閣府に設置された。ここでは、専門家集団によって食品健康影響評価、すなわちリスク評価がおこなわれる。当該食品摂取による人への健康影響を科学的に評価するのである。この評価を受け、別組織である各関係省庁で、規制や指導などの具体的なリスク管理がおこなわれることになった。その食品安全委員会によるリスクコミュニケーションの定義は、「リスク分析の全過程において、リスク評価者、リスク管理者、消費者、事業者、研究者、その他の関係者の間で、情報および意見を相互に交換すること。リスク評価の結果およびリスク管理の決定事項の説明を含む[24]」となっている。

このように、食品安全委員会が設置された理由として、リスクアセスメント（リスクの評価）とリスクマネジメント（リスクの管理）の分離が重要視されている。設置当初、最も重要な案件としてヒトへの感染可能性が指摘されたBSE問題では、輸入再開の時期や全頭検査の是非が議論された。[25]時を同じくして、二〇〇四年七月に「食品の安全に関するリスクコミュニケーションの現状と課題[26]」、〇六年十一月「食品の安全に関するリスクコミュニケーションの改善に向けて[27]」と議論が続き、食をめぐるリスクコミュニケーションへの関心が急速に高まってきているのが現状である。この過程が、新たな政策・技術としてのコミュニケーション形態の誕生を余儀なくしたことについては、改めて第5章で述べる。

新しいガバナンス

以上の流れについて別の見方をするなら、食の分野にもこのような「科学によって問うことはできるが、科学によって答えることのできない問題群からなる領域」、すなわちトランス・サイエンスとされる領域が拡大してきたということになる。[28]つまり専門家集団が科学的にデータを収集し、分析し、結論を出す、という一連の仕事をするだけでは、現実には何の解決にもならないとされる事態が頻発していることを意味している。単純に科学的見解を述べるだけではなく、リスク管理にまでその知見は及び、さらにどう伝えるのかといったコミュニケーションの方法にまで政治的判断が加わる。「なすべき予防」は客観中立とされる科学の手を離れ、さまざまな立場から協議され決定される。

評価されるリスクであれ管理されるリスクであれ、食に関するものであればそのほとんどがすべての人々の日常に関わることである。したがって、その評価なり管理なりを私たちはどう情報としてキャッチし、それをどのように解釈し、どう行動するのか、という問題にもなってくる。そこで、専門的知識がない素人に対してはしばしば「正しく理解するように」といったようなリテラシーが要求され、自らリスク回避に努めようとしない場合、自己責任論も登場することになる。あるいは逆に、もしある食品が安全だとされたにもかかわらずそれを食べなかったならば、「正しく理解していない」とみなされ、場合によっては風評被害をもたらした消費者として、生産者らを困窮状態に至らしめた主犯であると断ぜられることにもなりかねない。食の安全に不安を抱くにしても「正しく怖がる」ことが専門家らによって要求される。つまり消費者は科学的正しさの前で、自己責任と風評被害という軸にはりつけにされるのだ。

いずれにしても、さまざまなリスクを回避するために、あるいはリスクマネジメントを促す（支援する）サービスのニーズの掘り起こし先として、私たちが何をどのように食べるのか食べないのかについての国家的関心が集まっている。そして、さまざまな制度化に正当性を与える際に重要視されるのは、やはり科学的エビデンス（根拠）である。科学的エビデンスに対してどのような分析的態度をとるのかということは、社会学的には非常に重要な課題である。この意味で、本書で注目するのは次の点だ。私たちの日常的知識と深く関わる食とリスクとの関連性を理解するために必要とされているエビデンスとは「実質的なエビデンス」などではなく、啓蒙のために、施策の実践のために、消費促進のために必要とされる「制度化されたエビデンス」ではないだろうか。ここでいうエビデンスの制度化には、科学的正当性だけが要求されるのではない。エビデンスが生産され取捨選択される過程は、まさに社会的あるいは政治的状況に委ねられているのではないだろうか。

　エビデンスを制度化するためには、当然のことながら「専門家によって検証可能な実質的エビデンスがどこかに必ず存在する」ことを暗黙の了解とする必要がある。では、正しく食べることができる賢い国民／市民／消費者の、この暗黙の了解はいかにして可能なのだろうか。その一例については第4章で詳述するが、私たちの身の回りにあふれる食品には機能があり、その機能を成分が証明していることを最低限でも知っている必要があるという側面から、専門家のあいまいだったり限定的だったりする言説から多くを読み取ろうとする態度も、暗黙の了解を支えているのではないかと考える。

　ところで、健康に害を及ぼすリスクのある食品は、前節で述べたような経済成長に寄与するものとは、もちろんみなされない。何らかの食品によってもたらされた〈権利／手段としての健康〉の毀損について知りたいという要求や補償は、先述した経済成長戦略の一環としての〈責務／目的としての健康〉の推進に比してないがしろにされる傾向がある。また〈権利／手段としての健康〉は、「身体の安全保障」と読み替えることもできる。そして、身体の安全を個々人だけで確保することは、ほとんどの人たちにとって限界がある。国民の健康と安全を保持することは、本来、近代国家の重要な役割であり機能であるはずだ。国民は身体をめぐる影響の一つひとつについて自ら確認しながら生きていくことはできない。専門家の意見などを参照するしかない。しかし、そこで私たちは本当に安全だとどれほど納得できているのだろうか。科学的に安全であるかいなかという問題と、安心だと納得できるかいなかということは、まったく別次元の話である。この点についても、とくに第5章で検討する。

食の安全と貧困化

前節で健康の不平等について述べたが、この節での文脈でも格差について考えなければならない。いうまでもなく格差の問題と食は密接に関連している。すぐに想起されるのは、貧困と飢えである。しかしそれだけではない。たとえ飢えていなかったとしても、安く抑えたりお金をかけたりといった調整弁になりやすいのが食をめぐる支出である。食の安全と、それを確保するための経済的条件とは切り離せない。満腹になったとしても、何によってどのように満たされているのか、という問題が厳然としてある。

格差の広がりが深刻化してきているという指摘はすでに多くあり、それは子どもの貧困をはじめとして、日本でもまた目に見える形で実感されるものになってきている。貧困状態に陥りつつあるとき、一日に使える金額という限界のなかでまず切り詰め始めるのは食費ではないだろうか。しかし食は、欠かすと飢えにあえぎ、病をまねき、死に至ることもありえ、毎日毎日消費しなくてはならない。そこで安全であるかいなかよりも、とりあえず腹を満たすための安価な食が求められることになる。

この問題はもちろんグローバルな傾向としてとらえなければならない。たとえば、次のような指摘がある。「アメリカ人が食べ物に費やす額は過去六十年間で激減し、一九五〇年には可処分所得の二〇・六パーセントだったものが、現在では九・八パーセントになっている。これは合衆国史上最も低い率で、ほかのどの国と比べても少ない。たいていの食品会社は値上げを敢行することを恐れるが、それは確実に客離れを招くからだ[29]」

消費者は食という商品からまったく離れてしまうわけにはいかない。そこが車や洋服といった他の消費財と異なる点だ。教育や医療といった生活や生命に直結した領域でさえ、そのサービスから離れる可能性は、食よりも格段に高い。

前節で述べたように、世界規模での新自由主義経済拡大は衰えをみせず、国内では自由と規制緩和というある種の美名のもとに、最低限度の生活を営む権利の瓦解は裾野を広げてきている。つまり、アメリカや中国を中心とした海外の食料品が大量に輸入され、国内産品とは競争しえない安さで陳列されるとき、安全であるかいなかを考える以前に、それを選択するのは貧困層という自覚がない場合も同様だろう。

食の安全やリスクについて考察する際に、このような社会的背景について度外視するわけにはいかない。

4▼食とリスクのマトリクス

言説的分断状況と包摂的日常

ここまでみてきたような関心と背景を有する食とリスクをめぐる今日的状況は、ばらばらな事象に見えるかもしれない。健康に資する食品、あるいは「燃やす」「脂肪にキタキタッ！」「プリン体と戦う」などとテレビコマーシャルに登場するような食品をめぐる言説と、水銀や放射能に汚染された食の安全をめぐる言説とは、ほとんどの場合、論じる人も立場も、専門領域も語られる局面も異なっている。研究対象としても行政上の区分にしても、交わっていない。そしてその語りのトーンは、これから検討するようにまったく異なる。つまり言説的分断状況にあるといっていいだろう。

一方の食品については、アイドルをはじめとしたポピュラーカルチャーになじみやすく、明るく話題にしやすい。科学の言葉が登場したとしても、正しく理解することなど決して求められない。十五秒のテレビコマーシャルに一瞬だけ映ったり、ボトルに書かれたりしている「難消化性デキストリン」や「BCAA」を科学的に正しく理解するようにということは、いったい誰に指摘されるのだろうか。しかし他方の食品については、そのリスクを語ることが躊躇され、恐れを共有することさえ困難な状況がある。[30]また難解な科学言説を含む文言を正しく理解することが求められ、ともすれば買わない、食べないという単なる日常の一選択にすぎない行為が、「科学的に間違いである」「正しく怖がれ」として糾弾される。このように食とリスクをめぐる背反的な状況の混在は、いかにして可能なのだろうか。

いずれにしても、リスクをキーワードとしながら考察するなら、個別に論じるのではなく包括的に論じなくては意味がない。その理由としては二つある。

一つ目として、以上でみてきたように、食べるということはさまざまな事象の結節点になっているることが理由として挙げられる。そこには個人レベルのものから国家レベル、グローバルなものも含め、欲望や利害、関心、相互行為やコミュニケーションなど、そういったもろもろの社会学的探求の種がまかれている。そしてその結節点でいびつな、あるいはグロテスクなことが生じているのが現代である。したがってそれは、その歪んだ地点からさまざまなものを眺め、考えなければならないということを意味している。

包括的に論じなければならない二つ目の理由は、では私たちは一見複雑なこの状況をどのように理解しながら日々の選択的行為として実践しているのだろうか、という点に関わってくる。言説的分断状況がきわめて奇妙に思われるほど、実は私たちの日常では、また私たちの知識では分断されてなどいないのではないだろうか。

言い換えれば、言説的分断状況というのはもっぱら論じる立場からの話であって、人々はすでに包括的、すなわち「そのようなもの」と理解し実践しているのではないか。いずれの食品も私たちにとっては、等しくスーパーなどの店頭に並んでいるものだ。そこに法的に制度的に、政治的に科学的に見いだされた境界は、私たちの生活世界では連なったまま存在している。つまり、私たちを取り巻く食とリスクをめぐる言説は、日常の身体的経験から離脱していく一方だが、特定保健用食品をはじめとする健康食品も、魚の水銀汚染も、BSEも、放射能汚染による内部被曝も、日常を生きる人々にとって別種あるいは別領域のことではなく、それはコーラの、お茶の、レタスの、ホウレンソウの、納豆の、牛肉の、マグロの、米の話であるという意味で同じ地平にあり、同列なのである。実際にスーパーマーケットに行けば同じように棚に並んでいるという意味でも同列である。

これら現代的食の事象を横断的に論じることが本書の目的であり、そのことによって複眼的に現代の食と身体の問題を眺めることが可能になる。横断的つながりのなかに布置しながら検討することは、日常生活者の視点で眺めることでもある。さらに、そのように検討することによって、人々がどのようにリスクを認知しているのかが明らかになるだろう。

先述したもろもろの問題領域を社会的背景と関連づけながら俯瞰的に分析した研究はいままでされてこなかったため、一つの問題に注目する際に、他の問題との接続が見えなくなり、われわれを取り巻く言説包囲網の強靭さが現状ではわかりにくいままになっている恐れがある。したがって本書では、「健康な食品」と「安全な食品」をめぐる、領域も専門も語る者も一見異なる各言説の力学とそのはたらきの関係性について明らかにすることを以下で試みたい。

食とリスクをめぐる科学言説のマトリクス

まず、食とリスクをめぐる今日的問題状況について、先述した本書の関心に沿って整理してみよう。図1は、縦軸を加工食品であるかいなか、横軸を経済的メリットがあり経済成長戦略に寄与すると考えられているかいなかとして、図式的にまとめたものである。

マトリクスのAにあたるのは、「加工食品X'に含まれる（混入した）成分Yがリスク Zをまねく」といった言説である。X'にはたとえば「森永ヒ素ミルク」「中国製冷凍餃子」といったものが該当する。食品添加物の問題などもここに位置づけられ、カネミ油症事件もここに該当する。つまり、X'＝カネミオイル、Y＝PCB（ポリ塩化ビフェニール）およびダイオキシン類、Z＝未解明で複雑な症状、となる。

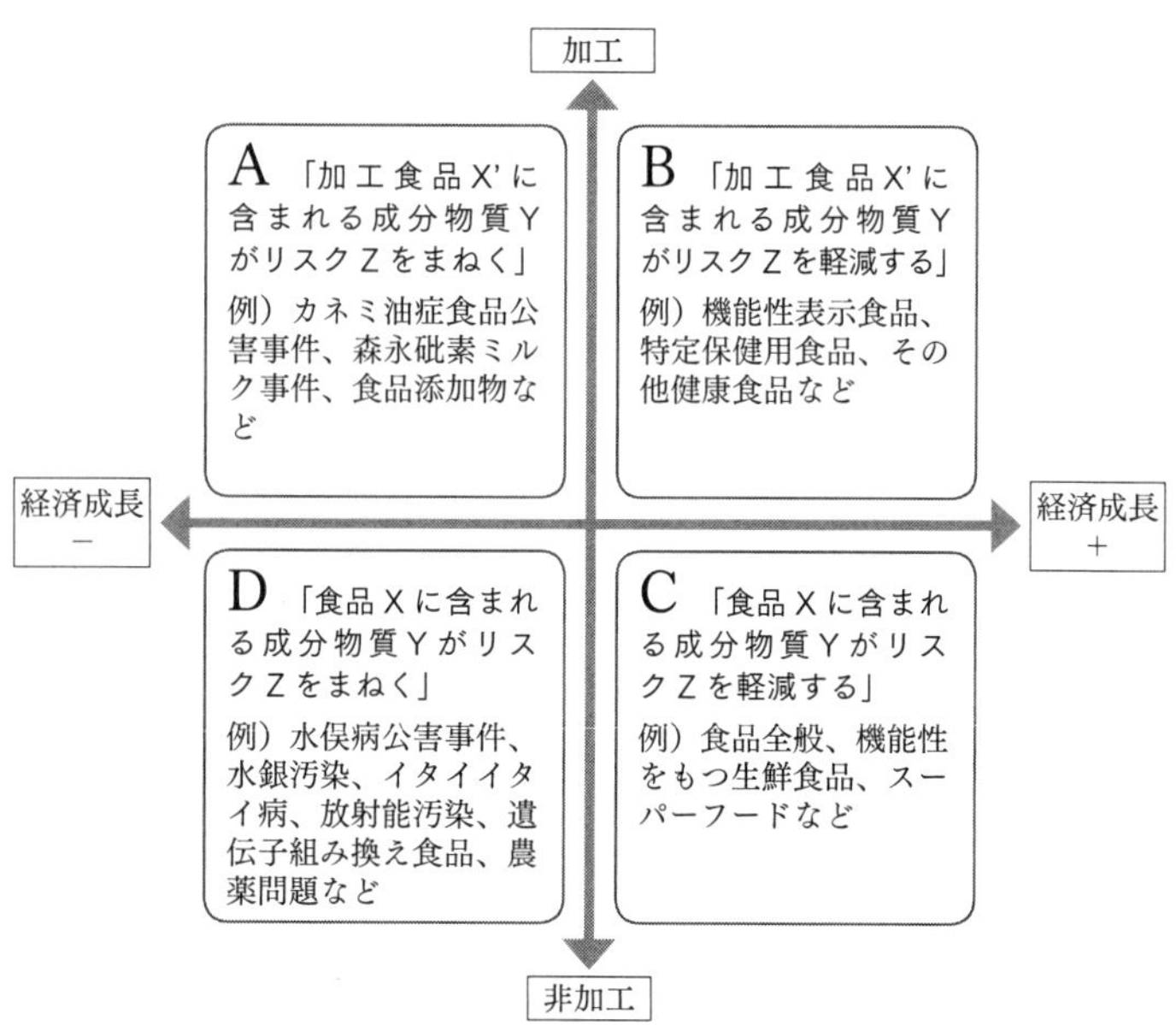

図1　食とリスクの科学言説マトリクス

マトリクスのBにあたるのは、「加工食品X'に含まれる（添付された）成分YがリスクZを軽減する」という言説である。これは第4章で詳述するが、健康を増進するものとして作られるいわゆるテクノフーズ（techno-foods）である。同じく第4章で詳述する、二〇一五年から導入された機能性表示食品もここに属する。私たちにとっては最もおなじみの言説であり食品といってもいいだろう。説明するまでもないだろうが、X'にはヨーグルトやチョコレート、茶などほとんどあらゆる加工食品が、Yにはラクトフェリン、ガゼリ菌SP株、ポリフェノールなど、Zでは内臓脂肪低減などもっぱら生活習慣病やメタボリックシンドロームに関係するものがターゲットになる。

マトリクスのCにあたるのは、「食品

X（たとえばマグロ）に含まれる成分Y（DHA）がリスクZ（動脈硬化）を軽減する」というものだ。この食品は、加工されたものではないのだが、そのもの自体に何らかの栄養成分を見いだして産出される言説である。健康情報番組などで特集が組まれたり紹介されたりするものもこれにあたる。先述した佐野洋子のエッセーでのオレンジ（＝X）とビタミンC（＝Y）である。最近ではチアシードやアサイーといったいわゆるスーパーフードが人気のようである。しかし昨今、BとCの境界はだんだんあいまいになってきている。さまざまな機能をもったものとして生産される野菜などが登場してきているからだ。機能性表示食品のなかには、生鮮野菜なども含まれている。

マトリクスDにあたるのは、第5章で述べるような「食品X（たとえばキンメダイ）に含まれる（混入した）成分Y（水銀）がリスクZ（胎児に悪影響）をまねく」というものである。場合によっては深刻な健康被害をもたらすことが懸念される。典型的なものに水俣病があることについても第5章で述べる。東日本大震災の原子力発電所の事故後、放射性物質（Y）による内部被曝が健康リスク（Z）をまねくことについては、現在も懸念が続いている。

リスクとの関わりで消費される可能性が高いこれらの食品については、研究領域や担当行政府がばらばらのまま、分断されて論じられている。同じ土俵の上で論じることなど、論じる者たちには想像もつかないだろう。しかし、消費者にとってはすべて同じく口にするものであって、それらの消費財の間に何らかの区別をしていたとしても、それはたとえばごはんのときに食べるものなのかおやつなのか、材料なのか完成品なのか、おいしいものなのか、まずいけれども我慢して食べなくてはいけないものなのかなど、職業的に論じる者たちとは当然のことながらまなざしが異なる。

私たちは、同じように陳列されたXやX'の棚の前で、それぞれに添付されていたり想起される科学言説Yを手がかりとしてリスクZについて思いをはせながら選び取る、ということを日常的に繰り返しているのだ。

問題化のパターン

重要なのは、これらの語られ方は同じではない、という点である。これについては先述したことを図2にまとめている。

つまり、BとCは経済成長戦略に合致している。あるいはテレビコマーシャルやバラエティー番組といったポピュラーカルチャーになじみやすく、食のエンターテインメント化を担う言説である。つまり〈責務/目的としての健康〉の促進に寄与する。これについて話題にしにくいということもなく、むしろ社交辞令として適切な話題となっている。

一方でAとDはまったくの対極をなす。「安全・安心」といったように、食の安全分野で語られるものである。リスクコミュニケーションが必要とされる主たる領域である。とくにDに関しては、場合によっては話題にすることさえはばかられる可能性があり、風評被害とされる場合も多々ある。AやDには、カネミ油症食品公害事件や水俣病のように、〈権利/手段としての健康〉が損なわれ、事件発生後いまに至るまで、棄損の状態が続いているものが含まれる。またAとDは、経済学で「市場の失敗」として説明されるものに該当する。すなわち公害がその典型例であるように、経済的メリットや効率性、利便性を追求するなかで生じた社会的に望ましくない状態、すなわち失敗だ

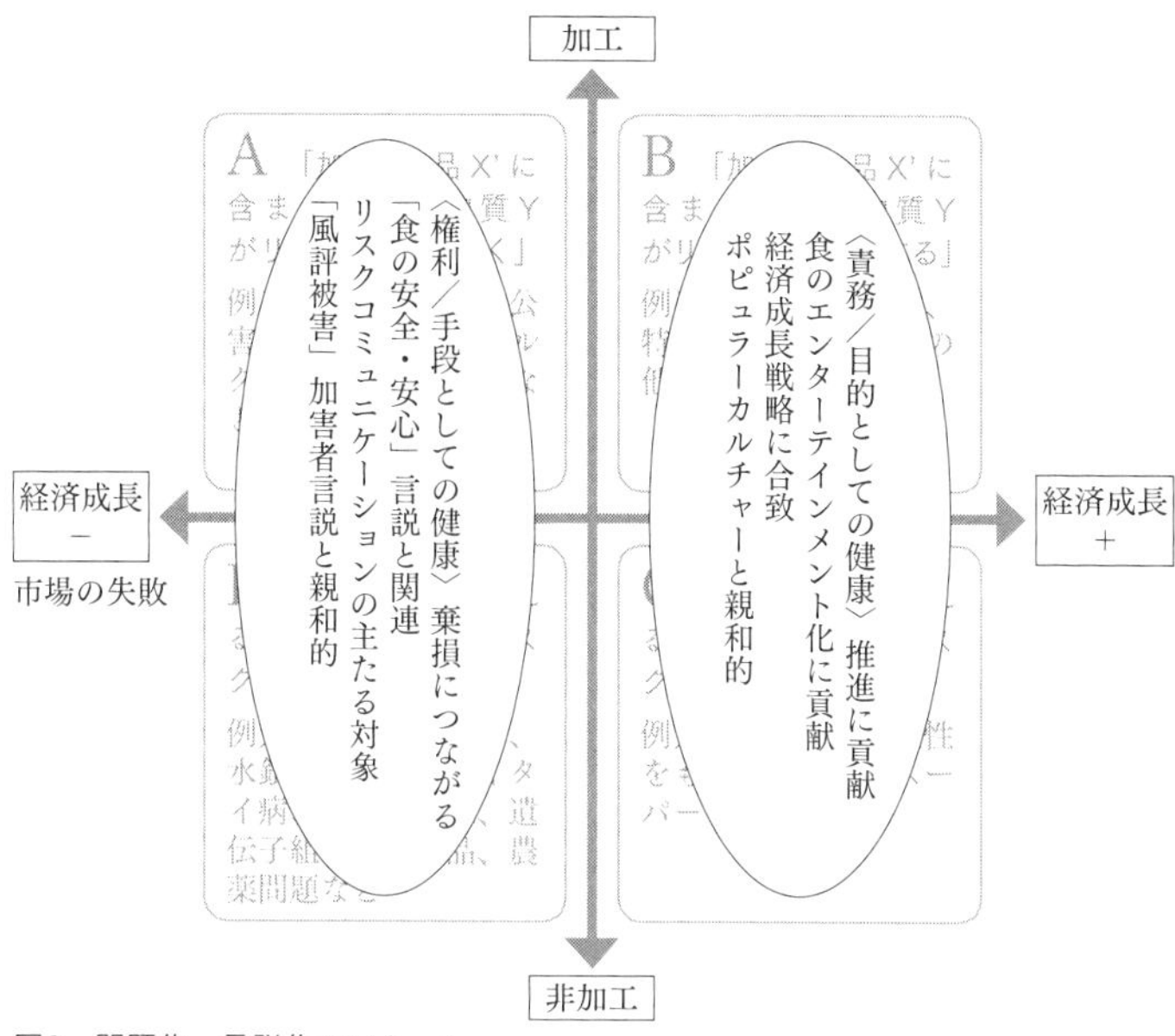

図2　問題化・言説化のパターン

からだ。

しかし、そもそも日常生活で、私たちの食の経験を分断するさまざまな問題化言説に包囲されていたとしても、そのことだけを意識して食べることなどない。これについては「はじめに」でも述べた。

本書では一貫して、「正しさ」の専有化、あるいは優越的物語といいうるものの姿を浮かび上がらせることによって、象徴的権力が作動する場としての食の問題を明らかにすることを試みる。象徴的権力とは科学的合理性の有無を決定する権力装置のことであり、あるものには正しさが与えられ、あるものには与えられないとするなら、それはどのようにして知識が配分されているのだろうか。そして、実はその背後にあるのは、決して科学的合理性による判断などではないのではないだろうか。

第2章では改めて、社会学で食や食べることはどのように議論されてきたのかを整理する。またリスクについての理論的系譜を概観しながら、科学的合理性に対する「人々の知識」に注目することの重要性について述べる。第3章では、リスクをめぐって市民概念が使用される際に考慮すべきことについて、とくに市民概念に含まれる規範性に着目して論じる。第4章では、いわゆる健康食品としてテクノフーズが誕生した背景について考察する。つまり、マトリクスBについて中心的に考察する。科学的厳密さよりも言説的戦略がより重要視されている点について考察する。第5章では、健康リスクをまねく可能性がある食品の摂食制限がどのように報道されるのかを検討し、合意を前提としたリスクコミュニケーションの困難について考察する。具体的にはマトリクスDについて考察する。第6章では、食と食べることをめぐってどのような力が作用しているのか、また、そのことで私たちはどのような事態に巻き込まれようとしているのかについて包括的に考える。

本書は、もっぱらAやDを論じるためにBを論じるという体裁になっている。AやDの問題を明らかにするために、一見無関連のようなBについて考察することこそが、実は必要不可欠なのである。

注

(1) 野村一夫／北澤一利／田中聡／高岡裕之／柄本三代子『健康ブームを読み解く』(青弓社ライブラ

リー)、青弓社、二〇〇三年
(2) 二〇一三年からは「健康日本21」(第二次)がスタートしている。
(3)「週刊社会保障」第二千百七十八号、法研、二〇〇二年、七ページ
(4) 前掲『健康の語られ方』
(5) イチロー・カワチ/ブルース・P・ケネディ『不平等が健康を損なう』(西信雄/高尾総司/中山健夫監訳、社会疫学研究会訳、日本評論社、二〇〇四年)などを参照のこと。
(6) 内閣府経済財政諮問会議「諮問会議とりまとめ資料等　平成十三年」(http://www5.cao.go.jp/keizai-shimon/cabinet/2001/decision0626.html)[二〇一六年六月二十二日アクセス]
(7) デヴィッド・ハーヴェイ『新自由主義——その歴史的展開と現在』渡辺治監訳、森田成也/木下ちがや/大屋定晴/中村好孝訳、作品社、二〇〇七年、一〇—一一ページ
(8) 佐伯啓思『「欲望」と資本主義——終りなき拡張の論理』(講談社現代新書)、講談社、一九九三年、四八、四九ページ。そのほか中山智香子『経済ジェノサイド——フリードマンと世界経済の半世紀』(〔平凡社新書〕、平凡社、二〇一三年)など。
(9) 内閣府「規制改革会議議事次第」(http://www8.cao.go.jp/kisei-kaikaku/kaigi/meeting/2013/committee/130605/agenda.html)[二〇一六年六月二十二日アクセス]
(10) 規制改革会議「規制改革に関する答申——経済再生への突破口」二〇一三年六月五日(http://www8.cao.go.jp/kisei-kaikaku/kaigi/publication/130605/item1.pdf)[二〇一六年六月二十二日アクセス]、四七ページ
(11) 同答申四八ページ
(12) 規制改革会議「規制改革に関する第二次答申——加速する規制改革」二〇一四年六月十三日

(http://www8.cao.go.jp/kisei-kaikaku/kaigi/publication/140613/item1-1.pdf)［二〇一六年六月二十二日アクセス］

(13) 規制改革会議「規制改革に関する第三次答申――多様で活力ある日本へ」二〇一五年六月十六日(http://www8.cao.go.jp/kisei-kaikaku/kaigi/publication/150616/item1.pdf)［二〇一六年六月二十二日アクセス］

(14) 首相官邸日本経済再生本部「第五回産業競争力会議配布資料 資料八」(https://www.kantei.go.jp/jp/singi/keizaisaisei/skkkaigi/dai5/siryou.html)［二〇一六年六月二十二日アクセス］

(15) 厚生労働省「二〇一三年六月二十四日 第一回日本人の長寿を支える「健康な食事」のあり方に関する検討会議事録」(http://www.mhlw.go.jp/stf/shingi/2r98520000036vlv.html)［二〇一六年六月二十二日アクセス］

(16) これは後日、添付しないことになった。

(17) 不確実性やリスクをエンジンとするグローバル経済の力が私たちのボディ・ポリティクスに関与していることはすでに指摘されている。アントニオ・ネグリ／マイケル・ハート『〈帝国〉――グローバル化の世界秩序とマルチチュードの可能性』(水嶋一憲／酒井隆史／浜邦彦／吉田俊実訳、以文社、二〇〇三年)、米本昌平『バイオポリティクス――人体を管理するとはどういうことか』(〔中公新書〕、中央公論新社、二〇〇六年)、カウシック・S・ラジャン『バイオ・キャピタル――ポストゲノム時代の資本主義』(塚原東吾訳、青土社、二〇一一年)など。

(18) 木村廣道監修『日本の成長エンジン健康・医療産業――国際競争を生き抜くリーダーシップ』(〔東京大学医学・工学・薬学専門連続講座〕第九巻)、かんき出版、二〇一三年、一―二ページ

(19) 前掲『〈帝国〉』でも、バイオポリティクスと新自由主義との関連について述べられている。

(20) 矢野トヨコ『カネミが地獄を連れてきた』(葦書房、一九八七年)からは大きな示唆を得た。

(21) 今村知明編著『食品不信社会——なぜ企業はリスクコミュニケーションに失敗するのか』(中央法規出版、二〇〇八年)も参照のこと。

(22) 食の問題を告発するドキュメンタリーも相次いで制作されている。たとえば『スーパーサイズ・ミー』(監督：モーガン・スパーロック、二〇〇四年)、『いのちの食べ方』(監督：ニコラウス・ゲイハルター、二〇〇五年)、『ありあまるごちそう』(監督：エルヴィン・ヴァーゲンホーファー、二〇〇五年)、『おいしいコーヒーの真実』(監督：マーク・フランシス／ニック・フランシス、二〇〇六年)、『未来の食卓』(監督：ジャン＝ポール・ジョー、二〇〇八年)、『フード・インク』(監督：ロバート・ケナー、二〇〇八年)、『モンサントの不自然な食べもの』(監督：マリー＝モニク・ロバン、二〇〇八年)、『キング・コーン——世界を作る魔法の一粒』(監督：アーロン・ウールフ、二〇〇九年)、『食卓の肖像』(監督：金子サトシ、二〇一一年)、『世界が食べられなくなる日』(監督：ジャン＝ポール・ジョー、二〇一二年)、『パパ、遺伝子組み換えってなあに？』(監督：ジェレミー・セイファート、二〇一三年)など。

(23) 関澤純編著、織朱實ほか『リスクコミュニケーションの最新動向を探る』化学工業日報社、二〇〇三年、七四—七五ページ

(24) 食品安全委員会『食品の安全性に関する用語集 改訂版追補』食品安全委員会、二〇〇六年

(25) ＢＳＥに関しては、蔓延を防止するため「牛の固体識別のための情報の管理及び伝達に関する特別措置法」(牛肉トレーサビリティ法)が二〇〇三年に施行された。神里達博『食品リスク——ＢＳＥとモダニティ』([シリーズ生きる思想])、弘文堂、二〇〇五年)を参照のこと。

(26) 内閣府食品安全委員会「食の安全に関するリスクコミュニケーションの現状と課題」(http://www.

fsc.go.jp/iinkai/riskcom_genjou.pdf)〔二〇一六年六月二十二日アクセス〕
（27）内閣府食品安全委員会「食の安全に関するリスクコミュニケーションの改善に向けて」(http://www.fsc.go.jp/senmon/risk/riskcom_kaizen.pdf)〔二〇一六年六月二十二日アクセス〕
（28）小林傳司『誰が科学技術について考えるのか――コンセンサス会議という実験』名古屋大学出版会、二〇〇四年
（29）メラニー・ウォーナー『加工食品には秘密がある』楡井浩一訳、草思社、二〇一四年、二三ページ
（30）この話しにくさについては、柄本三代子「科学的不確実性と〈つながる／つながらない〉」(長田攻一／田所承己編『〈つながる／つながらない〉の社会学――個人化する時代のコミュニティのかたち』所収、弘文堂、二〇一四年)で放射能汚染の事例で考察した。

第2章　食べることと知識

1▼食べることについて社会学で扱うということ

私たちの食べるという行為はどのように説明可能なのだろうか。

本章では、これまで社会学で食べることについてどのように議論されてきたか、まず概観する。ここで重要なキーワードとなるのが知識である。何かを食べたり食べなかったりすることでリスクを回避する場合や、そのリスクを認知する際にも、リスクについて語ろうとするとき、何らかの科学的知識が必要とされる。しかし、日常生活を営むうえではそれだけでなく他のさまざまな知識が介在していることへの議論につなげていく。そうすることで本章では、食をめぐる科学的合理性についてついて考えると同時に、「人々の知識（laypeople knowledge）」を考察の対象とすることの重要性について確認する。

食べることの社会学

食べるということを通して、私たちは社会とつながる。外的社会とこの生々しい身体との関係性を内面化させる。したがって食べることは、本来考えられているようにきわめて動物的、個人的であり、プライベートで感覚的な行為であると同時に、難しいことは毛頭考えていないと言ったとしても、世界経済や国策、また社会情勢がそのまま反映される領野でもある。その意味できわめて政治的なるものであり、グローバル化の波に絶えずさらされてもいる。ときとしてまなざしは外へと向かわざるをえないと同時に、しかしまた食べ物や食べることを通して、私たちはまなざしを身体へ向けてもいる。食べるということは、身体を媒介として、外的世界と内的世界へとまなざしを向けることである。

そのため、食べるものが変わる、食べ方が変わる、あるいは食べ物に対する考え方や選び方が変わるということは、生活に変革をもたらすものであり、政治的アクションでもありえる。それは自己や社会の変革につながる可能性もある。食の問題がもろもろの社会運動とつながっていくことは、歴史的必然といっていいだろう(1)。

このように考えていくと、私たちにとって食べるということは明らかに、単に生物として物理的に身体と生命を維持するということだけではなく、栄養の摂取によって健康をいかに保つかということだけでもない。どのような社会的背景があり、どのような政治的意味をもつ（可能性がある）

行為であるのかについての考察が非常に重要であることがわかる。

では、人間の最も基本的かつ日常的営みである「食べる」こととは、社会学および近隣科学でどのように論じられてきたのだろうか。一九九六年に *Food,the Body and the Self*（日本語訳は『食べることの社会学』）を著したデボラ・ラプトンは、「西欧社会では、過去二〇年ほどの間に、食行動に具体的な形を与える意味や信念、社会構造について、社会学者の関心が高まってきた」とはいえ、「ここ二〇年の間に急速に発展した身体の社会学とは対照的に、ほとんど手がつけられていない[2]」と述べている。

とはいえ、社会的営為のすべてを考察の対象とする社会学で、食という万人にとって基本的な経験的事実がまったく考察されないまま、ということはありえなかった。

たとえば、ノルベルト・エリアスは一九六九年出版の『文明化の過程』で、「ある特定の社会に属する人間の情感と制御の構造は、数世代にわたり同一方向に向けて長期的に変化してゆくという想定（略）、こうした想定が信頼できる例証によって裏付けられ、事実に即したものとして立証され得るかどうかという問題[3]」を考察する際に、食事での振る舞い、マナー、礼節、礼儀を事例としている。つまり、個々人の行動に内在する構造の長期的変化と社会全体の長期的構造変化との関連性について考える際に、どのように食べるかということが、他者へどのように自己提示するものであり、どのような関係性を形作るものであるか、といった点についても議論しているのだ。

また、ピエール・ブルデューは一九七九年に著した『ディスタンクシオン』で、分析の一例として何を食べるか、その調理の仕方、供し方、盛りつけ方、勧め方といった点に注目し、「食物に関する趣味は世界・他者・自分自身の身体などにたいする関係の他の諸側面にたいして、完全に独立したものではありえない。そうした諸側面において、各階級に特有の行動哲学は達成される」[4]ということを明らかにしている。そこでのブルデューの関心の真ん中に位置するのは、階級の趣味を最も確実に客体化する身体にある。先述したラプトンの言及にもあるように、身体への社会学的関心は食への関心とも深く結び付いている好例といえるだろう。エリアスにしてもブルデューにしても、何を食べるか、またどのように食べるかということが個人のアイデンティティーと密接に関連しているという共通した知見を与えている。

さらに、一九八五年に *All Manners of Food*（日本語訳は『食卓の歴史』）を書き、食べることをより中心的テーマとしたスティーブン・メネルは次のように述べている。[5]「食べ物の好き嫌いは純粋に個人的なものだ、という前提が一般にある。（略）この前提は、現代の思考を支配している個人主義的視点に深く根ざし、強い倫理的意味と一体化してきた」[6]。このような前提や視点を解体しながら、何をおいしいと感じるかという点についても以下のように切り込む。「どのように解釈するかを学習するまでは、ほんとうの味覚とはならないのだ」[7]、したがって同書では「社会的集団が味覚の諸規範をどのように発達させていくか、を主に扱うつもり」[8]であり、「食物に対する嗜好は、音楽や文学、美術に対する嗜好同様に、社会的に形成され、それを形成する主要な力は、宗教、階級、国家である」[9]と述べている。

以上のように、社会構造、階級、社会規範といった主たる社会学的テーマと結び付きながら、食をめぐる論考も当然のことながら蓄積されていたのだ。

理論的背景

そして食と食べることの社会学の理論的源流として、先述したメネルらが一九九二年に書いた *The Sociology of Food : Eating, Diet and Culture*（『食の社会学――食べること、ダイエット、文化』）では、以下の三つに分類している。[10] 一つには食べ方が社会関係をいかに表出し象徴しているかに関心をもつ機能主義文化人類学を挙げている。二つ目としてメアリ・ダグラスやクロード・レヴィ＝ストロースらの文化的に形成され社会的にコントロールされるものとして「味覚」を論じたりなどする構造主義文化人類学を挙げる。三つ目に『砂糖と権力』を著したシドニー・W・ミンツ[11]らを開発主義（developmentalism）に着目した流れとして挙げている。いずれにしても先述したように、やはり文化人類学での蓄積が社会学に先行している。

その後、『食べることの社会学』のなかでラプトンは、食べ物と食べることをめぐる理論的系譜について、以下の三つに分類している。[12] 一つは、「食行動と食習慣をあたかも固有の規則をもつ言語テキストであるかのようにみな」し、「社会生活の一部として食べ物がどのように用いられるか探」る機能的構造主義者のアプローチであり、レヴィ＝ストロースやダグラスがここに位置づけられる。[13] 二つ目が「食べ物と食行動を決定する主な要因として、社会階級と経済システムを重要視する」批判的構造主義者のアプローチである。そしてラプトンと理論的方向性を同じくするのが三つ目のポスト構造主義者のアプローチである。このアプローチは「意味において言語が果たす中心的な役割を強調しながら、社会的に構成された知識の性質を探ってゆく。この点が、知識と意味が生じ再生産される、より広い歴史的、政治的な背景や状況を批判的に強調することにつながる」[14]と述べる。本書もこの第三のアプローチ、すなわち食をめぐる「知識の性質を探る」という流れをくむものである。[15]

以上のさまざまな知見を参照しながら、リスクとの関連で食を考察する本書にとってより関連が深いラプトンの以下の言及をここでさらに検討しよう。「食べ物、そして食べることは、私たちの主観的な経験、あるいは、自己感覚のまさに中心にある。またそれらは、私たちの身体的な経験、つまり、身体で、身体を通じて私たちはどうやって生きているのかという経験の中心でもある。しかも身体それ自体が、主観的な経験と分かちがたく結びついている」[16]。そして「食習慣は、その人の身体をコントロールする手段として、また、その象徴として用いられる」[17]。私たちは食べることを通して単に生物として身体を維持・管理しているのではなく、自己やアイデンティティーを形成してもいるのだ。何を食べて何を食べないかということは、私たちにとってどう生きるか、どう存在するかという根源的かつ切実な問題なのだ。以上のように、社会学的関心のもとで食が論じられる際には、自己やアイデンティティーという語もまた付随してくる。

このような流れを受け、食や食べることをめぐる問題領域は、二〇〇〇年代に入るあたりからとくに研究の蓄積が盛んである。社会学における食への知的関心の広がりは、大学教育のテキストとして、一九九九年に *The Sociology of Food & Nutrition*（『食と栄養の社会学』）、二〇一二年に *The Sociology of Food and Agriculture*（『食と農の社会学』）、一三年に *Food & Society*（『食と社会』）。二〇一六年に『食の社会学』として日本語訳出版）が英語で、日本語でも一四年に『食と農の社会学』が刊行されたことからもうかがえる。[18] またたとえば、オーストラリア社会学会の学会誌 *Journal of Sociology* では二〇一〇年に「食べものと食べることとの社会学」という特集が組まれた。巻頭では「なぜいま？（そのような特集なのか）」が説明されている。そこには、食をめぐる科学技術（遺伝子組み換え食品など）、グローバリゼーションあるいはグローバル経済、健康、倫理（消費者としてどの食品を選択するかということとアイデンティティーとの関わり）といった関心の高まりがあると述べられている。これらの関心を横断するキーワードの一つがリスクなのである。[19] リスク論の流れについては次節で述べる。

本書は以上のような先行研究とその流れを踏襲するものであり、私たちの身体に向かってどのような力が行使されようとしているのかについて食を通して探ってみるという、オーソドックスな社会学の流れを汲んでいる。しかしまた、今日的状況に鑑みてさらに付け加えておきたい社会学的知見が以下である。それは、人々が健康になると思って食べていることも、人々が不安を感じて食べないことも、同じ知識として同じ土俵で考えなくてはいけないという点だ。つまり、人為がはたらいているものであるかぎりで、私たちの食をめぐるさまざまな語りのすべてを同列に社会的営為の塊として批判的考察の対象としなくてはいけない。その必要性がますます高まっている点については、健康をめぐるポリティクスの転換と経済成長戦略、および食の安全への関心と不安の高まり、という三点から第1章で述べたとおりだ。そしてマトリクスを提示することで、言説的分断を超えて知識の連なりのなかで理解する必要性を強調した。

先述の社会学的知見を参照するなら、健康のためとか優れた身体能力のためとか、そんな目的的理由からだけでないところで食をめぐるリスクについて考えることは、考えたり行動したりする手段である身体を形成するものについて、無防備で無知で無力であり続けることに対する異議申し立てになるはずだ。少なくとも自分が食べているものや身体について何も考えず流されていくことは、自由を放棄して丸ごと「何か」へ、結果として自発的に隷従することを意味しているのではないだろうか。

2▼リスク論の系譜

ここまで述べてきたように、現代社会での食や食べることについて社会学的に考察しようとするなら、リスクをめぐる知識の問題に突き当たる。その準備段階として、社会学でのリスク論の系譜を概観しておこう。

社会学でのリスクに関する研究はこれまですでに数多く蓄積されてきており、国際社会学会でも二〇〇六年に「リスクと不確実性」という研究グループが立ち上がり、近年精力的な研究活動が続いている。[20] このような流れのなかで、これまでの研究の系譜を整理する文献もすでにいくつか出ている。[21] たとえば、先述したラプトンが編者となった『リスクと社会文化理論』では、社会的・文化的・政治的リスク論での主要な源流、あるいはアプローチとして三つ挙げている。[22]

まず最初に文化/シンボル（cultural/symbolic）論を挙げ、とくに一九八〇年代に蓄積された文化人類学者であるダグラスの研究が先鞭をつけたとしている。リスキーな〝他者〟との文化的境界を維持する局面などを記述するパースペクティブが大きな柱になっている。このアプローチについてはのちに詳述する。

二つ目として、いわゆるリスク社会（risk society）論を挙げる。社会学理論に大きな影響を及ぼし続けているアンソニー・ギデンズや、ウールリッヒ・ベックらによるこのパースペクティブは、近代化の帰結で増大してきたリスクと、そのリスクがグローバル化する過程について論じている。そこでは、リスクあるいはリスク社会に関する社会科学での議論は、近代化論、あるいはモダニティ論とともに進展してきたという。たとえば、近代化が徹底することによって新しいリスクが登場し近代の限界に直面する「再帰的近代化」、科学技術などの「専門家システム」などによって特定のローカルな文脈から社会関係が切り離される「脱埋め込み」といった用語で説明された。もちろん、チェルノブイリ原発事故直後の一九八六年にドイツ語で刊行されて以来現在でも理論的影響を与えているベックが著した『リスク社会』によって、あるいは九二年にその英語訳が出たことによって、社会学でのリスク社会論にはずみがついたことはいうまでもない[23]。そこでもまた「再帰的近代」が重要なキーワードとなっている。リスクを「事実（fact）」とみなすのか「構築されたもの」とみなすのか、という点については立場がぐらついているともラプトンは指摘している[24]。

そして三つ目として、統治論（governmentality）的パースペクティブを挙げて、ミシェル・フーコーによるリスクを避けて管理するための個人的責任やネオリベラリズムに焦点を当てた議論へと展開していく流れを示している[25]。三つのパースペクティブのなかで、最も相対主義的立場をとると説明している。[26]

いずれにしても、社会文化理論的な立場をとるということは、リスクを自明視する地点から出発する（たとえば自然科学での）議論と一線を画す。そしてこれら三つのパースペクティブに共通しているのが社会・文化・歴史的文脈から切り離しうる現象としてリスクをとらえることをしない、という見方である。

本書もこれらのパースペクティブを共有するものであり、また以下のことを議論の前提としている。つまり、素人（laypeople）と同様、専門家によって何がリスクとみなされたかということは、必然的に社会文化的プロセスの帰結として理解されるべきものであって、したがってそのようなリスクは一定の社会的・文化的・政治的機能を果たす。しかし、さらに問われなければならないのは、リスクをめぐるロジックがどのように生産され、状況づけられた日常経験のレベルでどのようにそのロジックが機能しているのか、という点である。

イェンス・O・ジンもまたリスク論の系譜を整理している。[27]その分類は、文化理論（的アプローチ）、リスク社会論、統治論についてはほぼ先述したラプトンらによるものと同様だが、これに加えてニクラス・ルーマンを中心としたシステム論を、別のものとしてさらに分類している。ルーマンは、社会学とは全体社会でおこなわれているすべての作動の選択性についての理論であることに鑑みるなら、リスクというテーマもまた、近代社会の理論の一部であると述べている。[28]

ここで注意しなければならないのは、主としていわゆる西洋社会の説明を試みた前述のリスク論によって、どれだけ現代日本社会の〝リスク（をめぐる）現象〟を「説明できるのか／できないのか」という問いを排除することはできない、ということである。したがって、文化的背景を有する「日本的リスク受容」という議論の必要性と可能性を視野に入れておく必要がある。その議論のための準備という意味でも、文化人類学者であるダグラスをはじめとした系譜に連なる、先述の文化／シンボル的アプローチである、いわゆるカルチュラリズム（文化主義）の立場に注目しながら以下で検討することにしよう。

3▼リスク論におけるカルチュラリズム

文化にとくに注目するカルチュラリズムの立場、あるいは文化理論によるリスクの考察はさまざまだが、文化人類学者ダグラスによる研究は、先述したようになかでも重要な源流だとみなされている[29]。そこで、まずダグラスの議論を検討することから始めよう。なぜならそれは源流であるからだけでなく、後述するように、この系譜に連なるものとして食べ物や食べることに関する社会学的リスク研究が蓄積されていて、これをふまえて本書は、現代社会での食とリスクに関する分析的かつ理論的枠組みを抽出することを目的としているからだ。

象徴体系への位置づけと相対化

リスク論だけでなく文化人類学の古典でもあるダグラス『汚穢と禁忌』は一九六六年に出版され

たのだが、その出版当初からリスクを論じるものとして注目を浴びていたわけではなかった。二〇〇二年にラウトリッジ・クラシックス版として新版が出ていて、その冒頭でダグラスは次のように述べている。ここにはリスク社会について考えるための重要な示唆が含まれている。

『汚穢と禁忌』を執筆していたとき、汚染への恐怖が間もなく政界を支配するようになるとは考えてもみなかった。一九六〇年代に情熱的に語られたモラルの原理は、一九七〇年代になると、人類の存続を危うくしている恐るべき科学技術の発展の攻撃に転じた。人類は、大気・水・海・食物の汚染に恐怖を感じるようになった。（略）〔リスクを主題とする：引用者注〕新しい学問分野、リスク分析という学問分野が出現した。この分野にとって、『汚穢と禁忌』は私の予想を超えた一般的な意味で社会的意義をもち始めたのである。(30)

本人の予想を超えて社会的意義を持ち始めたことの理由として、その後の科学技術の急速な発展と、そこに付随して発生した公害などの問題状況の浮上という時代的背景があることはもちろんである。一九八六年に世に出たベックによる『リスク社会』でも、チェルノブイリ原子力発電所事故の記述がすでにあり、決定的影響を受けていることがわかる。しかしそれだけでなく、古典的人類学の主たるフィールドだったいわゆる未開社会に関する議論であると一蹴されず、注目に値する何かがダグラスの議論に内包されていたということではないだろうか。

たとえば、リスク論に示唆を与えるダグラスの主張は、その初期の以下のような文章に垣間見ることができる。

我々の慣習は衛生学に確固たる基礎をおいているのに対し、彼等のそれは象徴的なものであり、我々が病原菌を殺すのに対し、彼等は悪霊を防ぐというわけなのである。これは一つの対照として、きわめて明確であるように思われるであろう。にもかかわらず、彼等の象徴的儀式と我々の衛生観念とは、不気味に思われるほど近接していることがあるのだ。(31)

ダグラスは、近代的衛生学に基礎をおく「我々」である私たちが何をリスクとみなすかということと、フィールドワークの対象とするいわゆる「彼等」によるみなしとの類似性に注目している。意味を操作する生きものである私たちはみな、何らかの象徴体系を保持していて、そこに汚穢なりタブーなり、いわゆる今日のリスクを位置づけるという意味で、未開も近代もポストモダンもないのである。したがってこのことは、私たちがどんなにリスクに関する科学リテラシーを高めようとも、科学的知識によってだけ判断を下すものではない、ということも意味している。つまり、科学的知識をもつ／もたない、という境界以前の話であり、「科学的に正しく判断する」という行為のベースには、その判断をも含み込んだ象徴体系が前提とされているということだ。科学言説もまた、専門家であれ非専門家であれ、私たちの象徴体系の一部分をなすにすぎない。

このような分析的視点をとることは、科学を過小評価することを決して意味しないし、科学よりも上位に（非科学的とされるものを含む）何らかの知を位置づけようという試みとも異なる。上下あるいは優劣、正誤がここで問題なのではない。科学的知識は非科学的知識とされるものとの連続性のうえにそもそも成立していることの確認である。

ダグラスから引き継がれる知見

以上の視点は、のちの「リスクの選択と生き方の選択はひとまとめである。社会生活のそれぞれの形態は、それぞれ典型的なリスクのポートフォリオを有する」[32]という主張に連なっていく。つまり、リスクをどのように認知し、どのように対処するのかということが、生活の細部に影響を及ぼす側面について考察を深めていくことになる。また関連して、一般の人々の側からどのようにリスクが認知されているのかについて、その研究の系譜を一九八五年の時点で *Risk Acceptability According to the Social Sciences*（『リスク受容の社会科学による議論』）という著書ですでに振り返っていることからも、ダグラスがいかに「正統とされる科学的知識」に対する相対的視点を一貫して重要視していたかがうかがえる。[33] もちろんダグラスにとって重要なだけではなく、本書にとっても重要であることはいうまでもない。

一方、ダグラスによる『汚穢と禁忌』はまた、身体についての論考でもある。たとえばダグラスが記述する汚穢の事例として頻出するのが、排泄物であり、食べ物である。身体から外部へ向かうものと身体の内部へ向かうもの、といえるだろう。身体の内部へ向かうものについては、身体をどのようなものとしてとらえるのか、ということと関連している。最も身近で、最も容易にコントロールできる食べることや食べ物をめぐる局面について考えてみることが重要であるとたびたび確認されるのである。

リスクをめぐる知識を象徴体系としてとらえるというダグラスの指摘は、いわゆる専門家システムとその外部との連続性を指摘するものではないだろうか。すなわち、私たちの衛生や健康、栄養などに関する知識は、学校教育の課程を含め、専門家システムの内部で正当性が保たれ、身につけるに至っている。しかしそのシステム内部の知識は、外部の知識（すなわち近代科学以外のそれ）と連綿としてつながっている。本書の「はじめに」で述べたような個人的経験や記憶、感情といったものである。

一つ注目しておきたいのは、「いかなる文化の中に生を享けた人も、宇宙的な能力や危険に関する観念は自らが受動的に受け容れたものであるとごく自然に思い込み、自分の果たしたささやかな修正は無視してしまう[34]」という言及がある点だ。これは何らかをリスクとして象徴体系に位置づけるということにプラスして、その象徴体系を更新させる可能性にもふれているといえるだろう。この点について同書で十分に議論されているとはいいがたいが、少なくとも考察の可能性として示されていたことは重要である。つまり、私たちの行動は社会に対して修正可能なのである。

以上に鑑みて、カルチュラリズムからの示唆として本書で挙げる重要なポイントは以下の二点となる。

一つ目としては、ダグラスをはじめとしたカルチュラリズムの立場からリスクが論じられるとき、科学的に正しいか正しくないかという議論とは別に、「人々のリスク認知」に対する理解、というのが根本的かつ重要な考察対象になっているということだ。このようなスタンスと知見を引き継ぎ、一つの支流となっているのが日常生活のなかで専門家でない人々（laypeople）によってどのようにリスクが認知されているか、という視点である。[35]主としてフィールドワークなどを通して獲得されたこの視点は、その後もインタビューなどによる綿密な質的調査をもとに社会学者によって引き継がれている。いわゆる正統な科学的知識を不十分にしかもちあわせていない素人にすぎない人々の語りがなぜ重要視されるのか、そのことによって解明されるだろうと期待されているものこそが文化理論にとっては重要なのだ。本書もこれと同じ立場に位置するものである。

二つ目としては、身体外部からの侵襲についての人々の反応が記述されているのだが、そこには主として「感染すること」「食べること」などが含まれていることである。[36]現代的汚穢として、農薬、放射能、化学物質の「曝露」などが検討可能になるだろう。あるいは遺伝子組み換え食品などといった新技術による外部からの「侵襲」という見方も可能だろう。また現代社会での栄養や健康に関しては、科学は倫理的な役割も担いつつあり、そこでは「非難」が主たる問題関心として浮かび上がってくる。[37]これについては第6章第2節で科学的正しさの「政治的なるものへの跳梁」として論じることにする。以上をふまえ、以下では食をめぐる知識について考える道筋をさらにたどっていくことにしよう。

4▼人々の知識という問題圏

先述したように、リスク社会論の議論では、科学をめぐる専門的知識と専門家でない人々の知識のそれぞれを相対化していくまなざしが重要視されていて、本書もまた同じ立場をとっている。次の議論へ移る前に、そもそも社会学で知識はどのように考察されてきたのか、ここで確認しておくことにしよう。たとえば知識社会学に関して、のちの理論に大きな示唆を与えた古典『日常世界の構成』のなかでピーター・L・バーガーとトーマス・ルックマンは次のように述べている。

〈知識社会学〉は人間社会における〈知識〉の経験的な多様性を研究対象としなければならないだけでなく、いかなる〈知識〉体系であれ、それが〈現実〉として社会的に確立されるに至る過程をも問題にしなければならない、ということである。

そのため、私たちの主張は次のようになる。すなわち、知識社会学はそうした〈知識〉の究極的な妥当性、ないしは非妥当性（それがいかなる規準によるにせよ）とは関係なく、なんであれ社会で〈知識〉として通用するものはすべてこれを対象にしなければならない、ということである。さらにまた、人間の〈知識〉が、社会状況の中で発達し、伝達され、維持されていくかぎりで、知識社会学はこれらのことがおこなわれる過程を、自明視された〈現実〉がどのようにして普通の人間にとって凝結していくのか、という観点から、理解すべく努めなければならない。換言すれば、知識社会学は現実の社会的構成の分析を問題にする、というのがわれわれの主張である。[38]（傍点は引用者）

先にみた社会文化理論的リスク論の前提とも重なるのだが、以上はすべての知識の構築性、あるいは成立過程について問題にする立場を示している。本書で対象とするさまざまな〈知識〉についてもまた、「科学的に正しい」とされるものが上位であるとして扱うことをしないし、「科学的に正しくない」とされているものを下位のものとして扱うこともない。またそれと同時に、とくに後者の優位性をエモーショナルに支持することも注意深く避けなくてはならない。知識社会学の立場を踏襲するならば、当然そういうことになる。

専門家の「科学的に正しい」説明も、素人の妄想も、同じ研究対象として同列に並べ、等しく扱うということになる。なぜなら、後述するようなさまざまなリスクをめぐる知識と知識、すなわちある人々の〈現実〉と他者の〈現実〉とのせめぎあいを分析対象とするには、この方法をとるしかないからだ。どちらの現実をとるのか、ということでなく、ある知識とある知識との間に乖離が生じることの根本問題を研究対象とすることの重要性について考えるのは、そのことをきっかけとしてなぜ関係の分断もまた生じるのか、という問いを立てることにもつながる。一方の〈現実〉が他方の〈現実〉を飲み込んでしまおうとしている事象を記述することは、現代社会での知識の布置を考察するうえで重要なテーマとなる。たとえば、ある人々にとっての〈現実〉が、だんだん縮小していかざるをえないという状況はなぜ起こるのだろうか、という問いが必然的に立ち現れることになる。

したがって、それぞれの〈知識〉に基づきながら私たちの〈現実〉がどのように構成されるのかということに主眼を置く必要がある。そして、現実を構成すること自体に正しいも正しくないもなく、何らのとがめを受けるたぐいのものでもない。その行動がどのような影響を与え、さらにどのような知識を伝授するものであるかという点こそが考察の対象になる。

以上のことは、一つにはどのような知識にも無条件に特権的地位を与えることをしないと訴えることにつながる。繰り返そう。なぜ妄想とも言われかねない一般的な知識、人々の知識を大事にすくい取らなければならないのか。それは、そうすることでしか、社会の網の目を構成する私たちにとっての現実をすくい取れないからである。逆に、これらの知識を度外視して「正当」と権威づけられた知だけに基づいて理論化作業を進行させることは、社会を構成する私たちの現実の一部しか扱わないということになる。このことに関連して、たとえばバーガーとルックマンは以下のようにも述べている。

社会と歴史における理論的思考の重要性を過大視することは、理論家たちの生来の誤りである。それゆえ、こうした主知主義的誤りを是正することはなおいっそう必要である。現実の理論的定式化は、たとえそれが科学的なものや哲学的なもの、あるいはまた神話的なものですらあったにせよ、社会の成員にとって〈現実的〉であるものをすべて汲みつくしているわけではない。こうした理由から、知識社会学はまずなによりも、理論的なものであれ、前理論的なものであれ、人びとがその日常生活で〈現実〉として〈知っている〉ところのものをとり上げなければならない。ことばをかえれば、〈観念〉よりも常識的な〈知識〉こそが知識社会学にとっての中心的な焦点にならなければならない、ということだ。意味の網目を織りなしているのはまさしくこうした〈知識〉であり、この網目を欠いて社会は存立し得ないのである。[39]

「人びとがその日常生活で〈現実〉として〈知っている〉ところのもの」は、食とリスクに関するかぎり、「知識不足」や「誤解」と指摘されることが多いだろう。そのようなものを扱う必要はそもそもなく、したがってそのようなものから切り離されたところに存立する科学的判断だけが重要なのである、という主張もありうる。しかし、何度も繰り返しておかなければならないのは、その科学的判断もまた、社会で通用している知識の一部にすぎないということである。つまりその〈知識〉だけに特権的地位を与えることは、私たちの社会がどのように成立しているのかについての考察を放棄することに等しいのだ。

5▼状況づけられた解釈——私にとっての真理

リスクを社会学的に論じる際に、先述したようにベックやギデンズの議論は、重要な系譜として位置づけられ、不可避の理論的前提とされているといっていい。たとえば「再帰的近代化」との関連でさまざまな分析枠組みが提示され、ギデンズは「白紙委任」について述べている。すなわち、複雑化する現状について一般の人々が判断するために専門家に白紙委任するという議論である。[40]「不確実性の時代」[41]を生きる私たちは、たしかに多くの場合さまざまなことを専門家に白紙委任せざるをえず、またその機会は多くならざるをえないのかもしれない。しかし私たちは、白紙委任しているつもりでいても結果的には個別の判断を下し白紙委任していない場合もあれば、そもそも白紙委任すること自体に疑義をもち、自ら情報を集めたり再解釈したり、あるいは人に説明したりというアクションを起こす場合もある。そして、専門家システム（expert systems）を信頼し白紙委任する場合には、いま・ここの文脈を超えて使用可能な科学言説を中心とした象徴的通標（symbolic tokens）を用いることになる。「専門家システムは、象徴的通標と同様、社会関係を前後の脈絡の直接性から切り離していくゆえに、脱埋め込みメカニズムなのである」[42]。「脱埋め込み化（dis-embedding）」とはしたがって、いま・ここで生起しているさまざまな現象が個別具体的な生活の文脈から切り離され、科学によって説明可能なものへと変換されることを意味している。これに関連してギデンズは「再埋め込み（reembedding）」という用語も提示し、以下のように説明している。

再埋め込みとは、脱埋め込みを達成した社会関係が、（いかに局所的な、あるいは一時的なかたちのものであっても）時間的空間的に限定された状況のなかで、再度充当利用されたり作り直されていくことをいう。（略）脱埋め込みメカニズムは、いずれも再埋め込みをとげた行為状況と相互に影響しあい、その結果、再埋め込みした行為状況は、脱埋め込みメカニズムを支えるか、あるいは蝕んでいく[43]

このような近代の徹底化論もふまえながら議論されるリスク論に対し、カルチュラリズムの立場から批判しているのが、スコット・ラッシュである。ラッシュがいうカルチュラリズムとは、「自然なものにたいする一般の人びとの、文化的、感情的な関与や反応」について重視する立場、と理解していいだろう。[44]これはのちにラッシュがダグラスを大いに参照しながらリスクに関する文化理論の重要性について注目し、リスク社会での非制度的で反制度的な側面、すなわちリスク文化について関心を向けていくことに関連している。[45]このカルチュラリズム的視点の重要性を指摘する際に、ベックやギデンズの議論の不備について、ラッシュは以下のように述べている。

後期モダニティにおける制度や政治が、ますます文化主義〔カルチュラリズム：引用者〕的になっていることが問題なのである。ベックとギデンズによる、後期近代の自己の文化主義的ないし解釈学的源泉にたいする実質的無視が、政治や日常生活のこうした決定に重要な次元の無視を同時にもたらしていることが論点になるのである。この点は、「サブ政治」なり「生きることの政治」という二人の概念構成が、草の根の民を相対的に無視し、それゆえ専門家に焦点を当てることを意味している。そのことは、二人にとって、ますます秩序を失っていく今日の資本主義的世界で、制度の外側でおこなわれる社会的、文化的、政治的相互行為の占める比重が増大している点を犠牲にして、公的なものや制度的なものにたいして関心が集中することを意味している。[46]

これは制度の外側、すなわち公的なものや制度的なものでないものに対する関心の欠如を批判するものだ。現代の状況に鑑みるに、まさに制度の外側に注目することはきわめて重要である。このことは規範性との関わりで市民の外部に構成される非市民について考察する本書にとっては次章とも深く関連する。つまりこれこそ、先述したダグラスらが重要だと考えてきた領域ではないだろうか。ギデンズによって提示された再埋め込み化概念ではあるが、それについての言及が乏しい理由はマクロな近代を論じる立場に起因すると考えられる。再埋め込み化とは、ラッシュがいうところの、個別具体的な「状況づけられた解釈（situated interpretation）」の実践にほかならない。これに関しては以下のようにも述べている。

> 解釈学的真理は、こうした関係性が包含する濃密な意味のやり取りの構築と密接に関連しているのである。こうした感情に満ちたコミュニケーションは、共有された想定や前理解からなる網状組織の構築に、つまり、「意味論的地平」の構築にもとづいている。[47]

ラッシュは以上のように「濃密な意味のやり取りの構築」と関わるものに「真理」と名づけている。しかしなぜ、どのようにして、誰によって「真理」であることが保証されているのだろうか。そしてそもそも「真理」とは何らかの保証を必要とするものなのだろうか。これらの点について、ラッシュはここでは明確に答えてはいない。もちろん彼の関心の外部だから、なのかもしれない。彼の議論を本書の関心に引き付けて続けるなら、それはおそらく**私にとっての真理**にほかならないのではないだろうか。**私にとっての真理**は誰によっても保証される（べき）ものではなく、同時に、専門家システムであってもそうでなくても誰によっても保証されうるたぐいのものではないのではないだろうか。こと食に関しては、本書「はじめに」で述べたように、きわめて個人的な事柄と社会的な事柄が身体を介して交錯している。脱埋め込み化と再埋め込み化との交錯の場でこの私の真理が構築される、あるいは「身体を手がかりとして私にとっての真理を自ら構築する」と言い換えてもいいだろう。これは第3章での「真理の多元化」の議論につながる。

さて先述したような、再埋め込みが「脱埋め込みメカニズムを蝕んでいく」という側面についてギデンズは、とくに紙幅を割いて説明しているわけではない。しかし、科学言説による脱埋め込みメカニズムとその象徴的通標によって、かくあるべき／こうするべきといった「善なるもの」が規定される状況が拡大するなか、一般の人々の信念やそれに基づく実践を記述し議論の俎上に載せることの重大性はむしろ増している[48]。

現代でのリスクの社会的諸相に鑑みる際に、以上でみてきたように一般の人々の認知を再考することはきわめて重要である。またこのことは、専門家システムの再考にも接続していくことになる。

注

（1）食べ物の選択がいかに政治的なことであるかについては、たとえば "Food ethics and anxieties," in Bob Ashley, Joanne Hollows, Steve Johnes and Ben Taylor, *Food and Cultural Studies*, Routledge, 2004 や、Carole Counihan and Valeria Siniscalchi, *Food Activism*, Bloomsbury, 2014 などを参照のこと。

（2）デボラ・ラプトン『食べることの社会学——食・身体・自己』無藤隆／佐藤恵理子訳、新曜社、一九九九年、一ページ。ただし、日本社会については、風俗や習慣、儀礼などとの関連で民俗学などの豊かな研究の蓄積がすでにあった。たとえば神崎宣武『日本人は何を食べてきたか——食の民俗学』（大月書店、一九八七年）などを参照のこと。また文化人類学では、クロード・レヴィ＝ストロース『生のものと火を通したもの』（早水洋太郎訳〔「神話論理」第一巻〕、みすず書房、二〇〇六年）、同『蜜から灰へ』（早水洋太郎訳〔「神話論理」第二巻〕、みすず書房、二〇〇七年）、同『食卓作法の起源』（渡辺公三／榎本譲／福田素子／小林真紀子訳〔「神話論理」第三巻〕、みすず書房、二〇〇七年）、および Carole Counihan, *Food and Culture*, Routledge, 1997, Carole Counihan, *The Anthropology of Food and Body: Gender, Meaning, and Power*, Routledge, 1999, James L. Watson and Melissa L. Caldwell eds., *The cultural politics of food and eating*, Blackwell Publishing, 2005 などもある。

（3）ノルベルト・エリアス『文明化の過程・上——ヨーロッパ上流階層の風俗の変遷』赤井慧爾／中村元保／吉田正勝訳（叢書・ウニベルシタス）、法政大学出版局、一九七七年、三ページ

（4）ピエール・ブルデュー『ディスタンクシオンⅠ——社会的判断力批判』石井洋二郎訳、新評論、一九八九年、二九五ページ

（5）スティーブン・メネル『食卓の歴史』北代美和子訳、中央公論社、一九八九年

（6）前掲『食卓の歴史』九ページ

（7）同書一〇ページ

（8）同書一一ページ

（9）同書三五ページ

（10）Stephen Mennell, Anne Murcott and Anneke H. van Otterloo, *The Sociology of Food: eating, diet and culture*, Sage Publications, 1992.

（11）シドニー・W・ミンツ『甘さと権力——砂糖が語る近代史』川北稔／和田光弘訳、平凡社、一九八八年

（12）前掲『食べることの社会学』

（13）同書六ページ

（14）同書一四ページ

（15）理論的系譜については他にも、Ashley, Hollows, Jones and Taylor, *op.cit.* などを参照のこと。

（16）前掲『食べることの社会学』iページ

（17）同書iiページ

（18）John Germov and Lauren Williams eds., *The Sociology of Food & Nutrition: The Social Appetite*, Oxford University Press, 1999. Michel Carolan, *The Sociology of Food and Agriculture*, Routledge, 2012. Amy E. Guptill, Denise A. Copelton and Betsy Lucal, *Food & Society: Principles and Paradoxes*, Polity, 2013（エイミー・グプティル／デニス・コプルトン／ベッツィ・ルーカル『食の社会学——パラドクスから考える』伊藤茂訳、NTT出版、二〇一六年、桝潟俊子／谷口吉光／立川雅司編著『食と農の社会学——生命と地域の視点から』ミネルヴァ書房、二〇一四年）

（19）Paul Ward, John Coveney and Julie Henderson, "Editorial: A Sociology of food and eating: Why now?," *Journal of Sociology*, 46(4), 2010. また食とリスクに関しては Marianne Elisabeth Lien and Brigitte Nerlich, *The Politics of Food*, Berg, 2004 も参照のこと。

（20）近年どのような研究テーマについて議論されているかは、国際社会学会ウェブサイト内 Thematic Group on Sociology of Risk and Uncertainty TG04のページ（[http://www.isa-sociology.org/tg04.htm]

〔二〇一六年六月二十二日アクセス〕）を参照のこと。

（21）Sheldon Krimsky and Dominic Golding eds., *Social Theories of Risk*, Praeger, 1992, Deborah Lupton, *Risk*, Routledge, 1999, Deborah Lupton ed., *Risk and sociocultural theory: new directions and perspectives*, Cambridge University Press, 1999, John Tulloch and Deborah Lupton, *Risk and Everyday Life*, Sage Publications, 2003, Jens O. Zinn ed., *Social Theories of Risk and Uncertainity: an introduction*, Blackwell, 2008.

（22）Lupton ed., *op.cit.*, pp.1-11.

（23）ウルリヒ・ベック『危険社会——新しい近代への道』東廉／伊藤美登里訳（叢書・ウニベルシタス）、法政大学出版局、一九九八年

（24）Deborah Lupton,“Introduction: risk and sociocultural theory,” in Lupton ed., *op.cit.*, p.5.

（25）Michel Foucault, Governmentality, 1991 In Burchell, G., Gordon, C. and Miller, P.eds., *The Foucault Effect: Studies in Governmentality: with two lectures by and an interview with Michel Foucault*, University of Chicago Press, 1991.

（26）Lupton, “Introduction,” p.6.

（27）Jens O. Zinn,“Introduction: The Contribution of Sociology to the Discourse on Risk and Uncertainty,” in Zinn ed., *op cit.*, p.1.

（28）ニクラス・ルーマン『リスクの社会学』小松丈晃訳、新泉社、二〇一四年、二二一—二二二ページ

（29）Krimsky and Golding eds., *op.cit.*, Steve Rayner,“Cultural Theory and Risk Analysis,” in Krimsky and Golding eds., *op.cit.*, Westport: Praeger, pp.83-115, Lupton, *op.cit.*, Lupton ed., *op.cit.*, Tulloch and Lupton, *op.cit.*, Zinn ed., *op.cit.*

(30) メアリ・ダグラス『汚穢と禁忌』塚本利明訳(ちくま学芸文庫)、筑摩書房、二〇〇九年、二五ページ

(31) 同書九七ページ

(32) Mary Douglas and Aaron Wildavsky, *Risk and Culture: An Essay on the Selection of Technological and Environmental Dangers*, University of California Press, 1982, p.8.

(33) Mary Douglas, *Risk Acceptability According to the Social Sciences*, Russel Sage Foundation, 1985. また Mary Douglas, *Risk and Blame: Essays in Cultural theory*, Routledge, 1992 も参照のこと。

(34) 前掲『汚穢と禁忌』三九ページ

(35) Tulloch and Lupton, *op.cit.* および John Tulloch,"Culture and Risk,"in Zinn ed., *op.cit.*, pp.138-167 を参照のこと。

(36) Douglas and Wildavsky, *op.cit.*, Douglas, *Risk Acceptability According to the Social Science*, Douglas, *Risk and Blame.* 新型インフルエンザなどの感染症については、柄本三代子「新型インフルエンザ・パンデミックへのカウントダウン――繰り返される「冷静な対応」」(伊藤守/岡井崇之編『ニュース空間の社会学――不安と危機をめぐる現代メディア論』所収、世界思想社、二〇一五年)で論じた。

(37)「非難」については、Douglas, *Risk and Blame*, 1992 も参照のこと。

(38) ピーター・L・バーガー/トーマス・ルックマン『日常世界の構成――アイデンティティと社会の弁証法』山口節郎訳、新曜社、一九七七年、五ページ

(39) 同書二三―二四ページ

(40) 前掲『近代とはいかなる時代か?』。また柄本三代子「身体知へ回帰する専門家システム」(「特集

二十一世紀の社会学へ——視点と構造」「社会学評論」第五十一巻第四号、日本社会学会、二〇〇一年）でも議論した。

(41) ジョン・K・ガルブレイス『不確実性の時代』斎藤精一郎訳（講談社学術文庫）、講談社、二〇〇九年

(42) 前掲『近代とはいかなる時代か？』四三ページ

(43) 同書一〇二ページ

(44) スコット・ラッシュ「専門家システムか？状況づけられた解釈か？——無秩序化した資本主義における文化と制度」、ウルリッヒ・ベック／アンソニー・ギデンズ／スコット・ラッシュ『再帰的近代化——近現代の社会秩序における政治、伝統、美的原理』所収、松尾精文／小幡正敏／叶堂隆三訳、而立書房、一九九七年、三六二ページ

(45) Scott Lash, "Risk Culture," in Barbara Adam, Ulrich Beck and Joost van Loon eds., *The Risk Society and Beyond: Critical Issues for Social Theory*, SAGE Publications, 2000, pp.47-62.

(46) 前掲「専門家システムか？状況づけられた解釈か？」三六三—三六四ページ

(47) 同論文三七一ページ

(48) Brian Wynne, "May the Sheep Safely Graze? A Reflexive View of the Expert-Lay Knowledge Divide," in Scott Lash, Bronislaw Szerszynski and Brian Wynne eds., *Risk, environment and modernity: towards a new ecology*, Sage Publications, 1996 も参照のこと。

第3章　市民とは誰か

1▼シティズンシップをめぐる規範性の問題

たとえば食の選択に関して「正しく」「よりよい」「リテラシー」「教育」という言葉が並ぶとき、そこには何らかの正解の存在が暗黙の前提になっている。正解があるということは、他の可能性としてありうるかもしれない解を排除することでもある。あるいは「間違い」が存在することになる。前章でみたように、社会文化的背景を有する私たちの食に関して正解を前提とすることには、さまざまな問題が起こりうる。リスクへの対処に関しても同様である。先述した状況づけられた解釈が否定されていくことにもつながる。どのような状況ならば安心できるのか、ということは、どのような状況からも乖離した、脱埋め込み化された科学による正解とは別のところにある。私たちは常に、「科学の不確実性」や「組織化された無責任（organized irresponsibility）」[1]に直面せざるをえず、したがって結局は個人の判断で動かざるをえないということも十分に身にしみて知っていたりもするのだ。そしてそれは専門家言説へのクリティカルな反応として顕現する可能性もある。[2]そのような行動を起こす人々について「市民」という用語が使用されることは頻繁にある。

しかしその一方で、現代社会では自ら考え選び取ることをせず、何らかの権威に白紙委任することが「市民」として正しい選択であるとされる状況もないだろうか。つまり、専門家システムによってその権威づけられた正統性が保証されていることをそのままに実行に移すことが奨励されている局面はないだろうか。しかもその際に、ある種のリテラシーをもつということが「市民」らの暗黙の前提とされていないだろうか。

ここで「市民」という用語の使用を問題にすることによって、以下ではある一定の知識と関心を有する者であるとしばしば暗黙に了解された「市民」概念の使用と「非市民」領域の形成について検討する。その無自覚的かつ規範的使用が「市民」の外部を生み出す状況について考えることは、食のリスクを理解するうえでは重要である。またこのことは、人々が自覚的に行動を起こそうとしたときの連帯の難しさと表裏一体のものとして考察する必要がある。

市民を構成するもの

トーマス・ハンフリー・マーシャルは一九五〇年にシティズンシップについて以下のように市民的、政治的、社会的という三つの要素に分類し説明している。市民的要素とは「個人の自由のために必要とされる諸権利から成り立っている」もので「人身の自由、言論・思想・信条の自由、財産を所有し正当な契約を結ぶ権利、裁判に訴える権利」である。また政治的要素とは「政治権力の行使に参加する権利」である。そして社会的要素とは「経済的福祉と安全の最小限を請求する権利に始まって（略）社会の標準的な水準に照らして文明市民としての生活を送る権利に至るまでの、広範囲の諸権利」[3]を意味すると述べる。これらの概念を四十年を経た文脈で位置づけ直し整理したトム・ボットモアは、「人は形式的な国家メンバーシップを持つことができても、ある種の市民的、政治的、社会的権利から、あるいは多様な背景を持つ統治業務への参加から除外されることもありうる」[4]というロジャース・ブルベイカーによる指摘をふまえ、形式的なシティズンシップと実質的シティズンシップとに分けて論じている。すなわち、一つの国民国家でのメンバーシップを主として意味するような形式的なシティズンシップと、「政府の管轄事項へのなんらかの参加も含んだところの、一連の市民的、政治的、なかんずく社会的な諸権利」[5]としての実質的なシティズンシップである。この意味で本書の議論で重要なのは、実質的なシティズンシップの形成に関わる問題である。このことに関連して、吉田傑俊は〈現代的〉市民社会論の特質として、〈市民と市民社会の自立〉という規範的理念が形成された点を挙げている。[6]すなわちこれを日本の状況に置き換え、「専制的国家と抑圧的な市場万能資本主義に対する自立した市民たちと市民社会による規制という、規範的理念の実現は必要性をますます高めつつある」と述べる。すなわち「市民が主体となる「市民社会」による国家と市場を規制するという規範的市民社会論」[7]への期待に関する言及である。この文脈での「規範的」というのは、国家や市場に対する規制的力をして規範と述べている、と解することができる点に注意したい。

また寺島俊穂は、シティズンシップの概念について、「①政治的共同体の構成員としての資格・地位・責任・義務・帰属意識、②市民であること、市民意識、市民的資質、市民としてのあり方や生き方、を意味する[8]」と整理している。これはボットモアがいう形式的なシティズンシップが①に相当し、実質的なシティズンシップが②に相当すると考えていいだろう。また先述した吉田がいう規範的規制力を発揮する市民を意味するのは後者といえるだろう。しかし、シティズンシップとは「市民として生きていく倫理をも含んだ概念である」とし、「市民としてどのような資質を身につけていったらよいのかという視点からシティズンシップの規範的内容を考えてみたい[9]」とも寺島は述べる。

以上からわかるように、市民概念と規範的理念がセットで語られる際には、国家や市場に対する規制的力を意味する規範を含意している場合や、あるいは市民としての存在を担保するために要求される規範的資質を意味する場合もある。以下での議論のために、前者を規範性Ⅰ、後者を規範性Ⅱとして整理しておこう。そしてこの両者はしばしば混同されて使用されている。たとえば規範性Ⅰを含む市民について語られる際、規範性Ⅱを保有する者であるということが暗黙の前提となっていないだろうか。言い方を換えるなら、規範性Ⅱによって規定される資質をそもそももちあわせない「とても市民とはいえないような人々」の存在が暗に想定されておらず、排除されている可能性がある。

したがって、「すべての人間が市民であるべきだ／目指すべきだ」といったような、市民になる

表1　市民言説に内包される三種の規範性

規範性Ⅰ	市民として国家や市場に対し自発的に行使する規制的力に関するもの
規範性Ⅱ	市民として身につけるべき資質に関するもの
規範性Ⅲ	すべての人々が市民であるべき／あるいは目指すべきものとしての市民

ことを促す言説自体がもつ規範性もここで分けて規範性Ⅲとしておこう。これに関してたとえば寺島は、「すべての人間が市民となりうるという前提に立たねばならない」と述べ、他者感覚、開かれた態度、正義感覚、対等な関係性、非暴力の態度と規範の五点を「市民として身につけるべき資質[10]」として挙げている。つまり、市民になるべき／市民であるべきであるという規範性Ⅲと、市民として身につけるべき資質すなわち規範性Ⅱとを示唆している。しかし、市民となるための資質は誰しもが同じように身につけられるものなのかいなかという点について、教育の内容や機会の不均等について考えただけでも疑問である。つまり「市民になるべき／市民であるべき」と規範性Ⅲが発動する際に、規範性Ⅱに反し市民となりえない人々が一定程度存在することになってしまう可能性について考察することが重要になってくる。

　このように、市民社会あるいはシティズンシップの議論では、規範概念が錯綜的かつ重層的に用いられながら重要な論点になっている。本書にとっては、「市民」という語が使用される際にどの規範性を含有するものであるかという点が実は重要になってくる。これに関して植村邦彦は、新自由主義的な市場原理に基づく自由競争社会の健全な発展のために求められる「市民社会」と、社会運動の一環として「社会の一員としての立場から社会的に必要と感じられることを自主的に行う人々」の存在を含意する「市民社会」との相違について述べている。[11]「前者が求める「市民社会」状態は、後者にとっては「市民社会」の喪失状態なのである」[12]。新自由主義的市場原理を支える前者「市民社会」において、その原理を批判することを意味する規範性Ⅰは重要視されておらず、もっぱら市民として備えるべき資質である規範性Ⅱ、すなわち競争に資する能力を有した市民としての自立的側面が強調される。つまり規範性Ⅱに関しては、資質として重視されているものが何であるかという内実について留意が必要であることがわかる。逆に後者の「市民社会」では、規範性Ⅰが重要なのである。また前者にとっての規範性Ⅲは、非市民という「脱落者」の存在によって成立可能だし、非市民とされた者の不利益などは自己責任、ということになる。それに対して後者にとっての規範性Ⅲは、どのような問題に対して規範性Ⅰが発揮され（るべきであ）るのか、ということに依存する。つまり、どのような問題（イシュー）を共有するかによって、規範性Ⅲの範囲が限定される。以上を整理すると、①現代での「市民社会」論の多層性、および②「すべての人々が市民となれるのか」という点が本書にとって重要になってくるのである。これらの点についてさらに以下で考察する。

科学技術とリスクと「市民」

ある一定の科学的合理性のもとでの、あるいはそれに対峙する人々の行動が問題になるときもまた、しばしば市民という言葉が選択的に使用される。科学技術と社会との今日的接点について議論する科学技術社会論ではたとえば、若松征男『科学技術政策に市民の声をどう届けるか』（「科学コミュニケーション叢書」、東京電機大学出版局、二〇一〇年）、立川雅司／三上直之『萌芽的科学技術と市民——フードナノテクからの問い』（日本経済評論社、二〇一三年）、また「市民と科学者の間に生じているコミュニケーションギャップ」といったように「市民」という語が自明なものとしてたびたび使用される[13]。科学技術と社会との連関を議論する際に、専門家あるいは生産者以外の人々を総称する言葉として市民という語の使用が選択されるのはなぜか。

平川秀幸・水野玲子・新居照和らは、今日市民が市民科学権を有することの重要性を以下のように指摘している。「一般市民が主体となって行われる「市民の、市民による、市民のための市民科学（citizen science）」（略）はまさに私民が自力で市民になるための実践であり、その実像を理解することは、そのまま、市民的科学権（scientific citizenship）の具体的内実とその実現のための要件を示すことにつながるはずである[14]」（傍点は引用者）。また、その「市民が科学を始める」事例について「身近な生活の流れの中で、子どもたちの健康状態について、化学物質の影響があるのではないかという疑問をもち、手探りで公式統計などの調査を始めた[15]」と述べる。そこから「市民」が、また「市民科学」が立ち上がっていくと説明する。先述した規範性に照らせば、Ⅰ・Ⅱ・Ⅲのすべてを含む言説といっていいだろう。

このように自ら情報を収集し、他の「市民」と連携をとり、自ら情報を発信する「市民」の活動は、二〇一一年三月十一日の東日本大震災以降とくに福島第一原子力発電所の事故も一つのきっかけとなって、目覚ましいといえるだろう。科学技術とあるべき市民像との議論が現代ではたしかに重要である。市民的科学権そのものに異論はない。しかし、市民の活動をさらに促進していくためにも、また本書にとってより重要なのは、「市民」をめぐる規範性Ⅲを自明視することによって見落としてしまうかもしれない点（たとえば先の引用文中にあった「私民」とはどのような人々のことなのか、「私民」と「市民」とはどう違うのか、また「私民」はどのような条件で「市民」となりうるのかなど）すなわち「非市民」についての議論である。

自明的に使用される市民という用語は、第5章や第6章で詳述するようなリスクコミュニケーションとの関連でもしばしば登場する。そもそも日本でリスクコミュニケーションが重要視されることになった経緯としては、たび重なる食品をめぐるリスク報道のあり方や、報道を受けて人々がとった行動を問題視するという動きがあったなど。たとえば「不安を適切な対応行動、対策に結び付けるためには、リスクに対する知識、対処能力である「リスク・リテラシー（risk literacy）」を高めるためのリスクに関する適切で合理的な情報を発信し、そしてその受け手は健全なリスク・リテラシーによってそのリスク・メッセージを理解し、適切な行動をとる(16)」ことが重要視される。そのためには「一般市民のリスク認知とリスク・コントロールは重要であり、その健全なリスク意識、リスク回避行動の醸成は、リスクに関する適切な情報公開と社会教育、メディアによる議論などが積み重なったリスクコミュニケーションによって達成されなければならない(17)」とされる。こういった文脈でも市民が登場する。このようなリスクコミュニケーション像はガバナンスの観点から政府主導でなされるリスクコミュニケーションとも一定程度合致するが、このことについては、第5章でさらに詳しく論じる。

以上のように「科学技術と社会とのあるべき関係」あるいは「適切なリスク対応」が論じられる際にも、しばしば市民という名称が登場する。だが、政策や科学技術との接面での市民の使用には留意が必要である。シティズンシップの今日的可能性を見いだすためにも、市民概念についてさらに検討してみよう。

規範的市民の排他性

単なる「人々（laypeople）」ではなく「市民」という語がわざわざ使用される背景には、何らかの規範的行動、規範的リスク意識、規範的態度をベースに想定されたリテラシーが高い人々のことである、という限定が暗にあると理解していいだろう。「人々」ではなく「市民」と称することによってはじめて前提とされる資質、つまり規範性Ⅱが前提とされている。そうであるならば、人々が「市民」として論じられる際には、規範性Ⅱをもちあわせていない「そうでない人々」「市民にはとてもなれない人々」として度外視されている存在、すなわち規範性Ⅲから排除され（てい）る人々が暗黙のうちに形成されているのではないだろうか。意図的ではない場合がほとんどだろうが、意図的でないということは規範的市民概念の排他性について無自覚的である可能性がある。すると、あからさまな批判が向けられるわけではないにしても、規範的「市民」が声高に論じられれば論じられるほど、そこで語られていない「市民」ではない人々、「市民」とはとても呼べないような人々の存在が逆に浮かび上がってきはしないだろうか。第1章第3節でみたように、食の安全に関しての知識や関心の有無、あるいは経済的格差に鑑みるなら、あるいはみっともなくてぶさいくな食に関しては、とくにそうだろう。すべての人々が関わる食ではとくに、市民として保持すべき何らかの規範性Ⅱを備えない人がいるであろうことは容易に想像できる。

要するに規範的市民言説（規範性Ⅱ）は、そのようには振る舞えず、資質をもたない非市民を必然的に生み出すものであり、非市民というカテゴリーの存在を暗黙の前提とすることによって構築可能な概念とさえいっていい。しかし一方で、規範的市民概念にはすべての人々が市民たれという規範性Ⅲも包摂されていた。規範性Ⅲを自明視するなら、「人々＝市民（であるはず、もしくはなるべき）」という前提で括られてしまうことによって、対話の過程にそもそも参加することができず、その意志もなく、期待もされていない人々の存在が黙殺され、ないがしろにされてしまう可能性がある。たとえばさもすべての人々に開かれているかのような政府のパブリックコメントの募集や、各地で開催されている食をめぐるリスクコミュニケーションあるいはサイエンスカフェといった「市民参加」に応じる（ことができる）ような「市民」とは誰だろうか。また参加するための条件（時間的余裕、経済的余裕、アクセス可能、高い関心など）を満たしているのはかなり限定された人たちではないだろうか。ほとんどの人たちは、そんなことにおかまいなしで生きていくしかない。大体、こうした取り組み自体がこの世に存在することさえ知らないだろう。それでいて、分け隔てなく広く市民に参加を促したうえで市民が参加したという体裁は万全に整う。市民が形成されると同時に非市民もまた形成されることを踏まえずにリスクを論じると、私たちは重大な何かを見落とし、大きな陥穽にはまってしまうのではないだろうか。そもそもある人々が排除されていること自体政治的問題をはらんでいるといえるだろうし、一方で規範的市民概念を自明視したままでは、その政治的問題を把握する可能性を閉ざしてしまう危険性がある。

そのような人々（先述の非市民）の規範性Ⅰの発揮をどのように考えればいいだろうか。このことについて次節でさらに考えてみよう。

2▼上から権威づけられたシティズンシップと「よき市民」

生物学的シティズンシップ

ニコラス・ローズは、「生物医学、バイオテクノロジー、ゲノム科学の時代で、新しい種類のシチズンシップが姿を現しつつある」として、「生物学的シティズンシップ」という概念を提示している。[18] そして「この新たな生物学的時代においては、すべての者が平等なシチズンシップをそなえているわけではない」と述べ、生物学を前提とすることによって「実際の市民、潜在的な市民、厄介な市民、市民になりえない者たち、これらのあいだの区別を支えてきた」[19] という。生物学的シティズンシップは「自分たちの国民意識や忠誠心や特殊性を理解する市民を生みだした」一方で、「そうでない者、すなわち非市民から〔自らを：引用者注〕区別した」という、市民の形成と同時に非市民もまた形成されるという言及は、ここでの議論に示唆を与える。[20] つまり生物学的シティズンシップの議論には、少なくとも先述した規範性Ⅲが前提とされていない。

またローズは、生物学的市民を作り上げる戦略を「上から」と「下から」に分けて論じている。前者は「権威をとおしてばらまかれている」ものであり、後者は「個々人自身の生や、あるいは彼らがケアする人々の生が賭けられている」[21] と述べ、この区別について以下のように述べている。

「上から」生物学的市民をつくりあげる戦略は、科学そのものを問題のないものとして表象する傾向がある。すなわち、そうした戦略は、市民がどのように科学を誤解するのかを問題とするのである。しかし、以上でのべてきたような「下から」のベクトルは、生物学的で生物医学的な真理を多元化し、疑念や論争を導入し、科学を経験や政治や資本主義の領域に位置づけなおすのである。[22]（傍点は引用者）

ローズがいう「下から」のベクトルによって問題関心を共有する人々は、上からの戦略にとっては先述した規範性IIやIIIから逸脱したものとみなされうる。しかし、規範性Iが機能している可能性はある。ボットモアが提示するところの実質的シティズンシップともいえるだろう。

つまり、市民という用語の使用に留意するなら、そこで意味づけようとしている規範性の内容が、「上から」の戦略による規範性IIとIIIを含まない「下から」の実質的シティズンシップであるのか、あるいは「上から」の戦略による規範性IIとIIIを前提としたものであるのか、という区別を度外視するわけにはいかないのである。「上から」のシティズンシップには、今日的市民社会論で最も重視すべき規範性Iが欠如している可能性さえあるのだ。それゆえ、規範性IIとIIIとその正統性を条件づけるものについて考えなければならない。繰り返しになるが、「上から」のシティズンシップ計画による規範性IIとIIIとここでいうものは、今日最も肝要なはずの規範性Iを欠くもののことである。このことについて、「よき市民」概念をもとにさらに検討してみよう。

食をめぐるシティズンシップと「よき市民」

グルームによる、「よき市民（good citizen）」になるための身体に対する訓育、すなわち「身体化されたシティズンシップ」についての考察もまたここで示唆を与える。それは、たとえば家庭のなかでどのように振る舞うかといったようなインフォーマルなものと同様、シティズンシップの法的資格といったような、つまり政治的な制度や統制を通しても構造化される本人の無自覚的な習慣（ハビトゥス）の身体化を問題にしている。「よき市民」としてのシティズンシップが、たとえば学校教育における体育でどのように形成されるのかを議論している。[23]

グルームは、「よき市民」としてのシティズンシップの権利と義務は、理想的な市民が具体化された特徴に基づくものであると述べる。家庭、居住地（city）、国家というそれぞれの局面に対し、政治的に、法的に、経済的に、倫理的にと、それぞれに「よき市民」として推奨されている事柄があるとしている。たとえばヘテロセクシャルの結婚だったり、納税し、投票し、子どもにワクチンを接種させ、健康でいる（stay healthy）ということもまた「よき市民」に求められる事例として挙げている。[24]よき市民として健康であることが求められるというのは、現代日本社会でもあまねく普及した理念といっていいだろう。第1章で述べた〈責務／目的としての健康〉の推進と合致する傾向だ。

身体を通じて「よき市民」になるということはしかし、単に物理的な意味での「立派な体軀」「体力」だけを意味するわけではない。「感じ方」「対処の仕方」「振る舞い」についてもしかり、である。もちろん後者は、訓育や鍛錬によって可能と考えられているという意味では、前者の延長線上にあるといえるだろう。また、現代的状況下での特殊性も鑑みる必要がある。今日「よき市民」として健康を目指すためになされるべきとされる主たる行為は、よき食事と運動である。つまり、今日的「よき市民」に求められている重要な点は、食をめぐるシティズンシップでもある。この文脈で「よき市民」としてなすべき食べ方、「よき市民」として食べるべきもの、そして従うべき（従わずに何らかの不利益を被ったならそれは自己責任）、すなわち先述したローズが述べるところの「上から」の戦略により権威づけられた規範性IIとIIIが提示される。[25]

しかもこの「食べることを通してよき市民となる」ということと「経済成長という目標」は、第1章で「〈責務／目的としての健康〉の推進」として述べたように、もちろん見事に重なっている。したがって、新自由主義的流れに抗すべきとする規範性Iが欠如しているといわざるをえない。この点については次章でまた詳述するが、これはまさにギデンズの用語を借りれば「食の脱埋め込み化」といってもいいだろう。私たちは、カロリーで、ビタミンその他栄養素で、添加物で、すなわち第2章第5節で述べた「象徴的通票（symbolic tokens）」で食を語り、消費している。上からの権威づけられた戦略によって構築された規範性IIとIIIが含意された「よき市民」であるならば、マトリクスBやCに該当する成分や機能で語られる標準化された食事の消費に従順でなくてはならない。

以上のような知見によってもまた、日常的実践としての文化的営みという観点から、現代的な食と食べることを検証することの重要性が確認できる。そしてそれら日常的実践がいくつも重ねられることで、「よき市民」としての身体が標準化されつつあるのだ。ここで身体の標準化という用語によって本書が意味するところは以下の二点である。①疫学的調査研究によって、人口として数値化されるという意味での標準化であり、②私たちの身体が、誰にとっても共通に理解できるものとみなされる、という意味での標準化である。これらの標準化で最大限に活用されるのが、次章で詳述するような「栄養成分―リスク」言説である。

3▼非市民の構築――規範性IIIの困難

素直に受け入れられない

「よき市民」の前提とそうなるべく推奨されるもろもろには、受け入れられやすいものとそうでないものとがあるだろう。こと食べることに関しては、脱埋め込み化が徹底しておこなわれている領域ではあるけれども、文化的影響が強く作用し、趣味嗜好が強い分野であるだけに専門家システムに取り込まれてしまうどころか、反発が生じることもありうる。

これに関してヘレン・マッデンとケリー・チャンバーレインは、健康を害するリスクに備えて、食によって健康な身体を維持するための栄養学と同時に、不安に思う消費者が構築される側面について考察している。[26] 具体的には、健康のための栄養学による説明に対して懐疑的だったり抵抗を示したりすることがグループインタビューの結果として提示されている。また素直に受け入れられないことによって、消費者はより不安を感じてしまう立場にさらされることも示されている。このような人々にとって、食べ物というのは多義的であり、食事をめぐる選択は食べ物の栄養素で説明されるようなコストとベネフィットだけでなされるものではない。また調査対象者である彼女たちは、自分たちの日常の食生活を正当化させることで、懐疑的でありながら不安な状況にもあるというジレンマを解決しようとしている、と分析している。[27]

しかし一方で人々に対しては、専門的な知識の保有が暗に求められているだけでなく、合理的行動までもが求められるのだ。合理的に行動できない場合、それは理解力に乏しいからだと判断されかねない。そこで立てなければならない問いは、人々に対して当然のように求められている「科学的正しさ」「専門的知識」「合理性」とはいったいどのような性質と力を有する知識なのか、というものである。これはローズがいう「上からの」シティズンシップであり、ある種の「正しさ」を従順に受け入れることを前提としている、という意味で規範性Ｉを欠くものであるといえる。

市民の複雑性

市民概念を自明視したままで、あるいは規範概念の錯綜と重層性を無視してその概念を使用することに留意が必要であることについては先述した。また、なぜそのような使われ方が生じるのかという点についても言及した。これについて、メディアとの関連でさらに考察してみよう。

個々特有の個人史を通してリスクに対峙しながら日常生活でコミュニケーションをとる人々について探求するジョン・トゥロフとラプトンは、リスク社会でのメディア利用に関する論文で、ベックの市民概念について批判している。[28]すなわち、リスク社会でのメディアが果たす役割の重要性を指摘しているベックではあるが、彼によるその分析がいかに不十分かを、『環境リスクとメディア』の巻頭に寄せたベックの言葉などもきっかけとしてトゥロフとラプトンは指摘している。[29]たとえばベックは、リスク社会でのメディアの役割について次のように述べている。「リスクの増大と同様に、知識が社会や政治においてもつ意義が高まる。同時に、知識を形成する手段（科学と研究）や知識を広める手段（マスメディア）が広まる。この意味で、リスク社会は、科学社会ともメディア社会とも情報社会であるともいえるだろう。ここでもまた、新しい対立が生じてくる。何がリスクに該当するのかという定義を生産する側とそれを消費する側との対立である」[30]。またベックは関連して「市民的産業社会における市民」であるとする「シトワイヤン（citoyen）」について、「テレビは個別化するとともに標準化する。テレビは、一方で人間を、伝統によって形作られ、伝統に拘束された言語や経験や生活の諸関連から解き放つ。しかし同時に、テレビによってあらゆる者が似たような状態におかれる」「個人の情況は、地球規模で標準化されたメディアネットワークの一部分である」[31]と述べる。これに対しラプトンらは、ベックにおける市民を「ブラインド・シトワイヤン（blind citoyens）」であるとして批判する。[32]また、リスクに対する人々の異なる意味づけを度外視したままで、「人間はリスクに曝されると、人間も植物と同じように呼吸し、水の中で生きている魚のように水によって生きているのだということを知る」と「生けるものの団結（the Solidarity of Living Things）」[33]について語っている点についても、リスクに対峙した際に、はたして自然と人間という、人々によって知覚された二元論が万人にとって等しく消失し、市民としての人々は「生物として」もまた団結できるのか、と疑義を呈している。[34]

要するに、リスク社会とそこに生きる人々がかかえる「根源的不確実性（radical uncertainty）」そのものが、リスク社会とメディアとの関連を解く鍵であるにもかかわらず、ベックによる考察が雑駁である点を主として示している。そのうえでトゥロフとラプトンは「根源的不確実性の複雑性」についてさらに議論する必要があるとし、綿密なインタビュー調査の意義とその結果を用いてブラインドではない「市民」の複雑性について述べる。つまり、メディアに対する日常生活の平板な理解を、個人史（biography）の複雑性を実証的に論じることで批判的に説明するのである。

4▼見えない恐れへの連帯は可能か

食をめぐるシティズンシップの困難

以上の点に関しては、先述したローズの生物学的シティズンシップが想起されるのだが、ローズがいうところの下からのシティズンシップは、生物的経験を基礎にしている。しかし、リスク社会で規範性Ｉを発現する／できる実質的シティズンシップに関しては、トゥロフらがいうようにより脆弱な現実、現在での不確実性にさらされている。マトリクスＡやＤで示したような食のリスクに関しては、現時点では見えないもの、因果関係が不確実なものについてその恐れを共有する必要がある場合も多い。つまり、ここでさらに問題になってくるのは「根源的不確実性の複雑性」をめぐって生物学的シティズンシップが形成される条件についてなのだ。

たとえば、とくに食に関して私たちが規範性Ⅰを発動し連帯していこうというときに、これは万人に関わることではあるが、特有の困難があることを、カネミ油症事件や水俣病などの運動の事例が示している。それは症状と原因物質との関連づけの困難であり、責任追及の困難である。被害の規模も症状もあいまいなまま放置され、被害者／患者として認定されるかされないかといった問題が延々と続く。このことは、ローズがいう下からの生物学的シティズンシップでさえ、それを形成することがいかに困難であるかを意味するだけでなく、規範性Ⅰを備えた下からの生物学的シティズンシップが形成される際にどうしても周縁が生じてしまうという問題があることも示している。その周縁とは、同じものを食べていたとしても恐れを共有しない、当該症状をそれと自認しない、あるいは自認したとしても被害者として認めさせたり、加害責任を追及するといったアクションを選択しない人々のことである。

したがってここで考察しなければならないのは、生物としての健康被害をすでに十分に受けていながら生物学的シティズンシップへとたどり着いていない場合はもちろん、〈未来の健康リスク〉に対する〈現在の不安〉を共有しない（できない）人々のことである。現時点で見えないリスクについてもし市民としての覚醒が必要であるならば、言い換えれば食に関して実質的シティズンシップを獲得するには、「外部」への政治的関心をもたざるをえない。それはつまり、国家や政治や社会的状況に対する批判的まなざし（規範性Ⅰ）のことである。

しかし、シティズンシップを日本的な文脈で理解するかぎり、私たちにとって生活のコストと直結し、しかも見えないリスクでしかない場合、政治的なものを含む「外部」への関心を持ち続けることは、あるいはそれによって連帯することにはかなりの困難をともなう。自発的に組織されたリスクに関する何らかのネットワークなどの集まりに参加したがらない人、孤立する人、知らなくてもいいという人、考えたくない、考えてもしょうがないという人は少なからず存在する。このことについてどう考えればいいのだろうか。この点については、第６章でまた考察することにしよう。

本能に基づくシティズンシップ

一方で、生物としての危機感から政治的社会的関心を高め、人とつながっていった人々もいる。そのような、何らかのリスクに対して身体を介して、身体を足場にして、本来、科学の言葉をもちあわせていなかった人々（laypeople）によるポリティクスについてさらに考察しよう。安全であることを「科学的に正しく」理解するリテラシー（規範性Ⅱ）をもった「よき市民」という上からのシティズンシップに反したという意味で、少なくとも非「よき市民」であり、権威づけられた言説を信じなかったという意味である種の規範性Ⅱを欠いたまま、規範性Ⅰを発現した人々である。「放射能から子どもを守る母親の会」が編集・発行した「子どもたちに安心して暮らせる故郷を！」という冊子を二〇一五年三月七日に入手した。以下は、その扉にある〈はじめに〉の一節である。

テレビや新聞からは毎日のように「核燃」や「原子力発電」の必要や有効性を説く宣伝が流されています。

その裏に隠された本当の姿は、私たちが自ら知ろうとすることによってしか明らかにはなりません。

この冊子には「六ヶ所村核燃料サイクル計画の素顔」というサブタイトルがある。一九八五年四月、当時の北村正哉青森県知事が六ヶ所核燃サイクル施設の立地の受諾を表明したことを受け、同年五月、核や放射能に関して情報を集め勉強を重ねるなどして活動を始めた母親たちの会が八八年に制作したものである。食による内部被曝についての言及もある。会の発足当時まだチェルノブイリ原子力発電所事故ももちろん起こっていない。

会を立ち上げ冊子を作った中屋敷重子さんにたずねてみた。チェルノブイリ原発事故さえ起こっていない時期、核燃サイクルは原子力発電所そのものではないし、安全であることは繰り返し専門家から太鼓判を押されていた。そんな状況下でどのようにして見えない恐れを共有することができたのか。「核燃なんて得体が知れないもの、なんか怖いという親としての本能です」との答えだった。広島・長崎原爆の記憶も重要だったとのことである。しかし「親としての本能」など、非科学的かつ非合理的なことこのうえない。ローズがいう「上から」のシティズンシップに照らせば、専門家によって一笑に付されかねない、つまり安全であることを科学的に理解できないという意味で市民としての資質（規範性Ⅱ）を備えていない明らかなる非市民の言動である。しかし笑止千万なそこを出発点として、核燃がいかに安全であるか専門家が束になって説明しても、会の母親たちはひたすらに自分たちで学び知ろうと行動し運動を継続していった。つまり別種の規範性Ⅱを自ら獲得し規範性Ⅰを発現したのである。そしてその核への恐れは、不幸なことに福島第一原子力発電所事故として現実のものになり、彼女たちの知見が生かされることになってしまった。

とはいえ、「本能に従うことが大事である」と軽薄に主張することで彼女たちの行為を矮小化することがここでの目的ではない。「本能である」と説明する彼女たちの実践もまた何らの中立も意味しない。そのように説明された動機による「科学的真理の獲得」という点ではなく、むしろ「疑義を共有する経験」の獲得こそが重要だったのではないだろうか。これはローズがいう実践的「真理の多元化」の一例ではないだろうか。すなわち、リスクに関わる行動の場合に重要なのは、見えない恐れをどのように共有し、どのように多元的真理について議論を闘わせることができるのか、という点である。

権威づけられた規範性Ⅱを欠いたまま規範性Ⅰを発動する「母親の会」のような人々は、上からの規範性Ⅲによって動員される「よき市民」からも排除されている可能性がある。しかし、私たちの一部に「よき市民」という称号が与えられるとき、あるいはまたその資格を有する者と自他ともに認められるとき、「よき市民」に安住し政治的無関心を貫くとき、私たちの存在をなす非市民的な「何か」と切り離されている可能性はないだろうか。

規範性Ⅰの欠如した上からの「よき市民」に取り込まれないように、「下から」の実質的シティズンシップを獲得していかなければならないとするなら、それが獲得されるものである以上、あらかじめ権威づけられた規範性Ⅱを前提とせず、自ら構築することになる。また、規範性Ⅲもすべてのものにあてはまるべきとはならず、シングルイシューによって構築されるシティズンシップとなるのではないだろうか。このことについては、さらに続けて第6章で考えよう。

注

(1) Jens O. Zinn, "Risk Society and Reflexive Modernization," in Zinn ed., *op.cit.*, pp.27-28.
(2) たとえば Wynne,op.cit., でも 'Lay-people do not uncritically accept scientific knowledge（一般の人々は科学的知識を無批判に受け入れるわけではない）、という点についてふれている。
(3) T・H・マーシャル／トム・ボットモア『シティズンシップと社会的階級――近現代を総括するマニフェスト』岩崎信彦／中村健吾訳、法律文化社、一九九三年、一五―一六ページ
(4) 同書一五五ページ。Rogers Brubaker, *Citizenship and Nationhood in France and Germany*, Harvard University Press, 1992, pp.36-38.
(5) 同書一五四―一六八ページ
(6) 吉田傑俊『市民社会論――その理論と歴史』大月書店、二〇〇五年、二五ページ
(7) 同書三三ページ
(8) 寺島俊穂『現代政治とシティズンシップ』晃洋書房、二〇一三年、三ページ
(9) 同書九ページ
(10) 同書九―一二ページ
(11) 植村邦彦『市民社会とは何か――基本概念の系譜』(平凡社新書)、平凡社、二〇一〇年、八―一一ページ

(12) 同書一一ページ

(13) 藤垣裕子『専門知と公共性——科学技術社会論の構築へ向けて』東京大学出版会、二〇〇三年、九ページ

(14) 平川秀幸／水野玲子／新居照和「科学的市民権と市民科学の現在——二つの実例から」「科学技術社会論研究」第二号、科学技術社会論学会、二〇〇三年、九六ページ

(15) 同論文九六—九七ページ

(16) 福田充『リスク・コミュニケーションとメディア——社会調査論的アプローチ』北樹出版、二〇一〇年、九二ページ

(17) 同書一〇一—一〇二ページ

(18) ニコラス・ローズ『生そのものの政治学——二十一世紀の生物医学、権力、主体性』檜垣立哉監訳、小倉拓也／佐古仁志／山崎吾郎訳（叢書・ウニベルシタス）、法政大学出版局、二〇一四年、二四七ページ

(19) 同書二四八—二四九ページ

(20) 同書二五〇ページ

(21) 同書二六二—二六三ページ

(22) 同書二六四ページ

(23) Lyndal Groom, *Educating Bodies to be Good Citizens: Comparing the Politics and Practices of Physical Education in France and Australia*, VDM Verlag Dr. Müller, 2010.

(24) Ibid., p.41.

(25) 食をめぐって倫理と不安が形成されることについては、以下も参照のこと。“Food ethics and

anxiety,"in Ashley, Hollows, Jones and Taylor, *op.cit.*, pp.187-203.

（26）Helen Madden and Kerry Chamberlain,"Nutritional Health, Subjectivity and Resistance: Women's Accounts of Dietary Practices," *Health*, 14(3), 2010, pp.292-309.

（27）Ibid., pp.304-305.

（28）John Tulloch and Deborah Lupton,"Risk, the Mass Media and Personal Biography: Revisiting Beck's 'Knowledge, media and Information Society'," *European Journal of Cultural Studies*, 4(1), 2001, pp.5-27.

（29）Ulrich Beck,"Foreword,"in Stuart Allan, Barbara Adam and Cynthia Carter eds., *Environmental Risks and the Media*, Routledge, 2000, pp.xii-xiv.

（30）前掲『危険社会』七〇ページ。たしかに、リスク情報をどのメディアからどのように摂取するのか／しないのかという問いは重要である。これについては具体的事例とともに第5章で詳述する。

（31）同書二六二―二六三ページ

（32）Tulloch and Lupton, op.cit.

（33）前掲『危険社会』一一九ページ

（34）Tulloch and Lupton, op.cit.

第4章

テクノフーズの氾濫
——科学を食べなさい

1▼私たちは本当にそれを欲していたのか

リスクZが添加されたテクノフーズ

二〇一二年のことである。四月二十四日に発売されたあるコーラが爆発的にヒットした。すでにコーラのたぐいは市場に出回っていたから、コーラという飲み物そのものに新鮮味はない。しかしそのコーラは「初」だった。「脂肪の吸収を抑えるコーラ」だったのだ。以下は、その発売元であるキリンビバレッジの四月二十六日付ニュースリリースである。

発売後わずか二日間で年間販売目標百万ケースの五割を突破しました。「キリン　メッツコーラ」は、難消化性デキストリンを配合し、食事の際に脂肪の吸収を抑える、特定保健用食品史上初のコーラ系飲料です。糖類ゼロでありながら、コーラ系飲料ならではの飲みごたえのある味わいを実現し、さらに強めの炭酸にすることで、コーラ系飲料に期待される刺激と爽快感に仕上げました。

今後も、健康意識の高い大人層やコーラ系飲料ユーザーのニーズにお応えする商品として、一層の支持拡大が見込まれます。[1]（傍点は引用者）

ここで注目しておきたいのは、①難消化性デキストリン、②脂肪の吸収を抑える、③ニーズにお応えする商品、そして④一層の支持拡大が見込まれ、という点である。

この手の事例には枚挙にいとまがないのだが、二〇一五年二月十八日には、ビール風味のノンアルコール飲料について「食物繊維の働きにより、糖の吸収をおだやかにする」（サッポロビール）、「茶カテキンを豊富に含んでおり、脂肪を消費しやすくする」（花王）、と表示することが消費者庁で許可されたことも付け加えておこう。

マトリクスB、すなわち科学言説（成分Y）と（リスクZ回避）機能が添加されたテクノフーズX'は続々と誕生している。本章ではテクノフーズの誕生の歴史的経緯についてまず検討するのだが、そもそもテクノフーズとは「食物に本来的に備わっている栄養学的価値以上の健康増進効果をもつことを狙って作り出された食品や飲料全体[2]」のことである。テクノフーズをめぐる言説の構造を示すように、前出の①から④に対応させて言い方を換えるなら、①何らかの成分を示す科学言説と、

②その機能と、③私たち消費者のニーズに応えてのものであるということと、④今後拡大が見込まれる市場であるという期待、という要素で構成された言説である。

ところで、私たちの日常生活には次々に新しいテクノフーズが投入されているが、それは本当に消費者のニーズがあったからなのか。国民のニーズがあったからなのか。私たちはそれを本当に欲していたのだろうか。難消化性デキストリン入りのコーラや茶カテキン入りノンアルコールビールを飲みたいというニーズを、いったいいつから私たちはかかえていたのか。

何らかの健康リスクを回避するというテクノフーズが売れるという現象は、どのようにして成立可能になったのだろうか。いまや、コーラやビールまがいのモノが私たちの食生活に浸透しただけではない。おいしいから飲むというだけでもない。食とリスクのマトリクスで示した「リスクZ」、すなわちそれを飲んだらこうなるということこそが添加されたのだ。

「国民のニーズ」で生産されるリスク

先述のコーラとノンアルコールビールは、図3の「保健機能食品」に分類される特定保健用食品であり、この制度は一九九一年にスタートした[3]。要するに、ヘルスクレイム（健康強調表示）が可能な食品が誕生したのである[4]。

本章では、当初「機能性食品」と称されていた特定保健用食品が、「いわゆる健康食品」あるいは他の食品とは別格の地位を与えられるに至った経緯について考察する。

テクノフーズに関する考察を、なぜ別格の特定保健用食品から始めるのか。それは、「国家によ

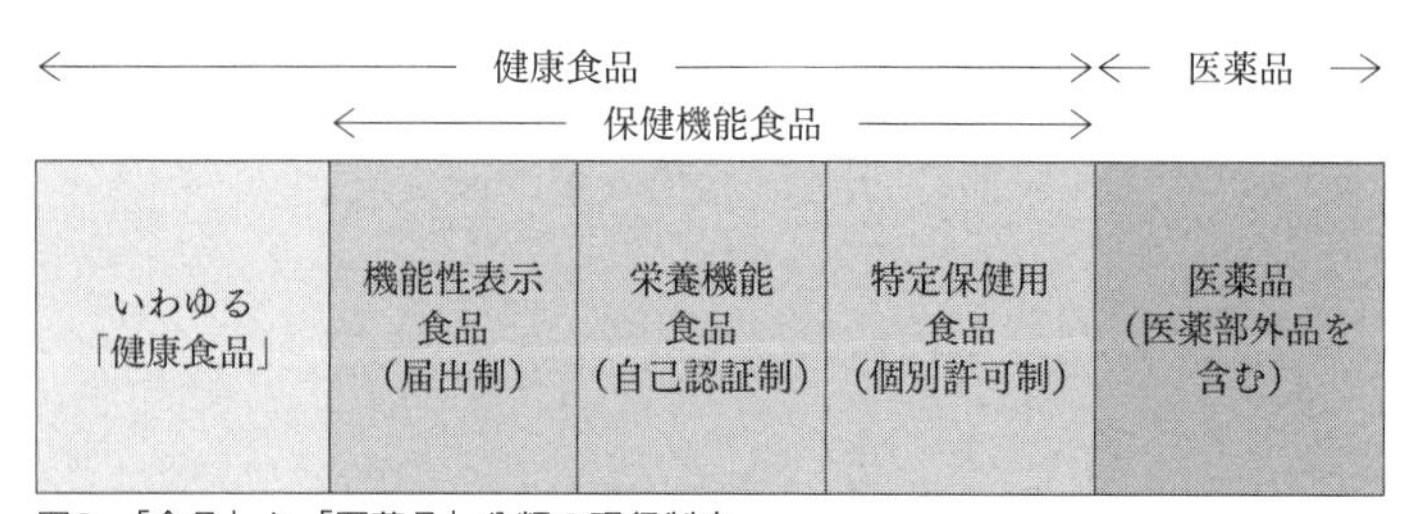

図3　「食品」と「医薬品」分類の現行制度
（出典：厚生労働省「「健康食品」とは」〔http://www.mhlw.go.jp/stf/seisakunitsuite/bunya/kenkou_iryou/shokuhin/hokenkinou/〕［2016年6月22日アクセス］）

ってお墨付きを与えられた健康食品」すなわち特定保健用食品をはじめ栄養機能食品や機能性表示食品といったテクノフーズがテコとなって、その他の「健康食品」（制度上はただの食品）の浸透を牽引しているからだ。これに関わるもう一つの理由として挙げたいのは、保健機能食品こそが、食品での健康の語りにおける「適」「不適」を産出していることである。つまり、国家によって健康食品として「認められるもの／認められないもの」という差異が生産されるのである。保健機能食品が果たしている機能とは、国民の健康に寄与するものというよりもむしろ、テクノフーズ全般の市場拡大と消費促進を牽引する一方で、そこに何が正しいかという線引きを持ち込む機能なのである。

　特定保健用食品の誕生は、機能をもった食品すなわちテクノフーズが、政府の強力なバックアップのもとで制度化されていく過程を意味する。医薬品と食品との間に新たなジャンルを設け、認可されたものにはそのヘルスクレイムを表示させるこのような制度は、世界でも初めての試みだったとされている。[5] その新しさについては、実際に認可第一号の商品が誕生した一九九三年に、「日本は食と医の境界を探る」[6] と題して「NATURE」でも報じられた。

さて、本章で検討していく機能性食品と特定保健用食品とは、薬のような「疾病治癒」ではなく「疾病予防」や「疾病リスク低減」を目的とするものである。そしてその疾病とは主として、「生活者個人の視点を重視する事」として一九九六年十二月の公衆衛生審議会で発案された「生活習慣病」である。これは、第1章でみたように国民自らによる自発的疾病リスク低減を啓蒙するための概念導入だった。(7)

以下では、食品の機能への関心に基づいて、ヘルスクレイムが可能な食品が制度化される経緯をたどりながら、何らかの機能を備えることによって疾病リスク低減をうたう食品は、その存在意義を広く周知し認知させるために**ある種の疾病リスクを必要としていた**点を明らかにする。それは「現在の疾病」ではなく、現在のところ感知できない「未来の疾病リスク」を意味するもので、しかも万人の配慮を要請する疾病リスクである。

つまり本章で明らかにするのは、脚気をはじめとする「欠乏症」のように客観的事実としての疾病リスクが先にあったというよりもむしろ、重要なのは機能性食品誕生とその消費促進のために疾病リスクおよび社会的ニーズ、あるいは先述したような「国民のニーズ」という前提が必要だったという点である。すなわち、テクノフーズを氾濫させるためにはリスク言説そのものを生産することが重要なのであって、ここで述べる「リスク生産」とは、次のようにリスクの社会的意味が増殖することを指す。①ある種の食品を消費させる目的のために疾病リスクが要請され、②ある種の食品に接触する機会ごとに消費者は疾病リスクを認知することになり、疾病リスクに配慮する自己が生産される。しかし、③そもそも「食品」による疾病リスク低減とは、ほとんどの消費者にとっては「間違った選択」とならざるをえないもので、疾病リスク低減機能をもつ食品とこれに関する知識の必要性が消費者に対しさらに要請される。

2▼テクノフーズ誕生の歴史的背景

テクノフーズに最も深く関わる科学は、いうまでもなく栄養学である。栄養士、管理栄養士、栄養教諭一種、フードスペシャリスト、サプリメントアドバイザーなどといった資格も次々と誕生し、栄養に関する専門家が多数世に出てきている。その言説は現代社会で食に関する規範を形成する主要なディシプリンの一つになっている。

栄養学の誕生

栄養学の源流は、食物の主要な成分であるとともに人体の主要な成分である三大栄養素（脂質、炭水化物、タンパク質）の化学として誕生した十八世紀から十九世紀にさかのぼることができる。二十世紀に入って、原因不明の病気を何らかの栄養が不足した「欠乏症」とみなすようになり、健康保持や成長のために不可欠な食事因子があるとしてさらに発展してきた。この意味でまずビタミンを「発見」したことこそが、医学（のちに栄養学へと分化）に大きな進展を与えたのだ。この際の「欠乏症」とは脚気だった。

日本での脚気研究がここで大きな役割を果たしている。一九〇九年に陸軍が脚気病予防調査会を組織し、一二年には、当時重要な課題だった脚気予防策研究として、ヌカから抗脚気成分を抽出した鈴木梅太郎が、ドイツの生化学誌に論文を発表した。二七年にはビタミンB_1不足解消のために胚芽米が推奨されるに至る[8]。このことについては次のようにも述べられている。「この病気の原因の結果が、ビタミン発見の端緒となり、ビタミンB_1欠乏症としての本体解明により、その予防治療が著しい効果をあげ、病気を消滅させることに成功した経緯は、世界の医学の進歩において不朽の記録である[9]」。ここでは、ビタミンの欠乏によって脚気が引き起こされる、したがってビタミンを投与することで脚気のリスクを低減させる、という理解の枠組みが前提とされている。つまり第1章で述べたマトリクスでいうところの「リスクZ」と「成分Y」の因果関係の発見について述べられている。また、「西洋医学にない難病に、やがて世界の医学者の目が注がれることになる。そしてその研究からビタミンが発見される。近代医学の一大成果といわれる「ビタミン」は、いみじくも東洋の最も古い病気「脚気」から生み出されるのである[10]」。

　このように、そもそも栄養学というものはその黎明期からして、マトリクスでいう食物のなかの「成分Y」とその機能、すなわちどのような「リスクZ」を避けるものであるかを語るものだった。ビタミンA、ビタミンD、ビタミンB_1といったように、ビタミンはその後次々に分離され、何らかの「リスクZ」と関連づけられた「成分Y」として発見されていくことになる[11]。

　ただしこの時点ではまだ、既存の食品から何か成分を抽出・分離し、名づけ、機能を見いだすということに留まっていた。その後、成分抽出技術は進歩し、人工的に食品に添加することが可能になっていく。

本来、当該食品に備わっていない成分を人工的に添加するという発想の転換が、「強化食品(enriched food あるいは fortified food)」として結実したのが、飢えを克服したといわれる一九六〇年前後（昭和三十年代）だった。純粋物が安価に化学合成され、工業的に大量生産されることで可能になったのだ。これはもちろん、特別な人（たとえば病人）のためだけのものではなく、国民一般に広く消費されることを目的とした。したがって、米・味噌・醬油・豆腐・マーガリン・菓子類・魚ソーセージといった食品に、ビタミンA・B_1・B_2・C・カルシウムといった「成分Y」のいずれかを添加した。

以上の流れと**ある特定の**理解の仕方は、現代の食品成分消費をめぐる知識形成のベースになっているといえるだろう。つまり、冒頭で例示したような本格的なテクノフーズ誕生以前に、その素地は専門家によってだけでなく、消費者にもしっかりと根づいていたのだ。そしてその後、成分を添加するためにさまざまな機能が発見される。しかも、先述したビタミンと脚気の事例のように、何らかの「欠乏症」（リスクZ）が先にあってビタミン（成分Y）が発見されるのではなく、「予防治療」（リスクZを避ける）機能自体が発見されるのである。さらにそこに経済成長の芽を積極的に見いだし、国家が能動的に関わっていくことになり、〈権利／手段としての健康〉に寄与するものというよりもむしろ〈責務／目的としての健康〉を推し進める資本主義経済の濁流にのみ込まれていく。

食品への「機能」ターミノロジー採用

先述のような、「欠乏症」の治療という目的が先にあって、その予防的治療のために食品の成分が発見されたという過程とは逆に、食品の「機能」の発見がまず目的としてあるという意味での概念導入は比較的新しい。そのきっかけとなったのが一九八四年から八六年にかけて文部省特定研究としてプロジェクトが組まれた「食品機能の系統的解析と展開」（以下、一九八四年食品機能研究と略記）である。構成メンバーには農学、医学、栄養学、生物化学といった八十一人の研究者らが名を連ねる大型プロジェクトだった。この研究によって、食品の成分を身体に対し積極的にはたらくものとみなして研究する方向が専門家集団によって示され、日本版テクノフーズ「機能性食品」誕生へとつながったのである。

同じく、一九八四年に厚生省（当時）によって「食生活指針策定検討委員会」が設置され、国民が成人病予防のための食生活改善に努めることを目的とした「食生活指針」が策定された。これらのことから、この時期に「成人病予防」「健康増進」の名のもとに「機能」で食品を売るという流れが決定づけられたといっていい。

一方、同時期の食品メーカーの動きとして、一九八八年には「ファイブミニ」をはじめとした機能性飲料のブームが先んじた。健康増進、成人病予防という明確な機能をもった製品販売の実現に向けて、食品メーカー側の動きもこのころに活発化していたのだ。八九年五月には、機能性食品の商品化に向けて高い関心を有していた関連三団体によって機能性食品連絡会が結成される。その三団体とは、大手食品メーカー約四十社で構成され、会長会社がキリンビールである健康食品懇話会、健康食品の製造、卸・小売り約五百社で構成された全日本健康自然食品協会、食品メーカーなど三十社からなる未来食品技術研究会である。

このような背景を有した保健機能食品制度が実施されることによって、より直接的な機能に関する表示が可能となった。しかし、認可されるためには企業側が膨大なコストをかけて科学的エビデンスを集めなければならない。そのため、制度化の環境は整ったものの、関心が高かったはずの食品メーカーによる申請の出足は鈍かった。そこで厚生省は、乳酸菌の機能に注目し、先にみたようにすでに先行してテレビコマーシャルも流し、遅くとも一九八五年には「健康科学ヤクルト」を打ち出していたヤクルトに対しまず申請へのはたらきかけをおこなった。[12]

さて、一九八四年食品機能研究の成果は、世界に先駆けて機能性食品を制度化し、ヘルスクレイムを食品に認める「特定保健用食品」として一九九一年に結実する。[13] 八八年にまとめられた『文部省特定研究食品機能の系統的解析と展開研究成果報告書』（以下、『研究成果報告書』と略記）の「序」では次のように述べられている。「この特定研究は「食品」を主題とした本邦初の組織的な大型研究であるといってよく、世界的にもかつて類例を見ない新しい試みであった」。[14] その新しさについてはのちに「新栄養学を覚醒させるといってもよい大きな業績」[15]「こうした食品機能論の登場は、以後の食品研究と食品行政に強いインパクトを与えることになるのである」[16] とも評されている。『研究成果報告書』と、同時に出版されたほぼ同じ内容（「序」の一部と「英文アブストラクト」が省かれている）の『食品機能』の冒頭では、「機能」という概念を用いることについて、以下のように言及している。

従来、食品の品質は主として栄養特性と嗜好特性の両面から評価されてきた。（略）我が国においても諸外国においても、食品の品質を、栄養の問題に関わる一次特性（primary property）と嗜好の問題に関わる二次特性（secondary property）とから評価する慣わしになっていた。

しかし、より能動的に食品というものを観るならば、それが人体に対して果たす栄養面・嗜好面での働き（機能）こそ評価の基準とすべきであると考えられる。（略）〝存在するだけ〟という静的な事実は、食品の〝働き〟と必ずしも結びつかないからである。我々が〝食品機能〟というターミノロジーを提唱し、一次特性を一次機能に、二次特性を二次機能に改訂したのはこうした理由による。[17]（傍点は引用者）

このように一九八四年食品機能研究以降、生体に対して積極的かつ動的にはたらくものとしての食品観が、研究者だけでなく一般にも広く採用され、提唱されていくことになる。これまで「一次特性・二次特性」あるいは「栄養特性・嗜好特性」と言い習わしていたところへ、積極的に「機能」というターミノロジー、すなわち「機能」という用語の使用を宣言したのは、たしかにこの一九八四年食品機能研究が最初だった。

しかし、「そのように食品を見ることがここで始まった」といえるだろうか。分解可能な食品内成分が生体に対して何らかの作用を及ぼすという説明方法はすでにあったということについては、ビタミンの例で先に述べた。すなわち、食品を成分に細分化し、各成分が、あるいはその欠如がどのような作用を生体に対して及ぼすのか、また逆に、生体を通して食品の性質を解明するという説明方法の採用こそが、十八世紀以来の医学や栄養学の展開を支えてきたのだった。

では、この食品観の新たな展開を一つのターニングポイントとするならば、それまでと違っていたのは何か。それは、経済成長、あるいは消費の促進というメリットと国家戦略とが結び付いたという点である。産官学の連携が強化されたということだ。

一九八四年食品機能研究に話を戻すと、研究者集団が対象を能動的に眺めるために「機能」ターミノロジーを採用しただけでは、前述したように従来からの思考法が顕在化したにすぎない。つまり「より能動的に食品というものを観るならば」能動的なものとして見えてくる、というのは「科学的」あるいは「解析結果」というよりも、むしろ日常的経験のレベルの話である。このように見たいからこのように見る、このように考えたいからこのように考える、というだけの話である。能動的なものとして眺めたいという従来からあった動機が、「機能」というターミノロジーを提唱させたのであって、「ターミノロジーを提唱」することはつまり、言説的規約（discursive convention）の問題であるともいえるだろう。第2章で述べた知識の問題として考えるなら、科学的な発見がなされたというよりもむしろ、まさに一つの〈現実〉がここで構築されたということである。そして、何らかのターミノロジーを提唱することは、研究の方向性を規定するだけでなく、データの見方をも規定することになる。

しかし、科学の営みに対するこのような指摘は科学論などによってすでに繰り返されており、したがって本章ではこれを単に再検証することが目的ではない。ここでの目的は、言説的規約がどう制度化され、言説的規約から独立した（かのような）科学としていかに規範化され普遍化され、ヒト生体に対してではなく、社会に対して成分Yがどのように機能していくのかということの考察である。

「三次機能」の新しさとは何だったのか

一九八四年食品機能研究では一次・二次「特性」を「機能」に言い換えただけではなく、以下のように新たに「三次機能」を考案した。

> 三次機能という言葉で表現してよいであろうこの機能は、生体防御（主として免疫）、体調リズム（ホルモン系）の調節、精神の昂揚（覚醒）と沈静（誘眠）等々に関係する生体調節機能を含んでいる。さらに、健康状態と病態の差異、疾病からの回復の原因、病理的老化の進行と抑制の機序といった、社会的にもきわめて関心の高いことがらさえも、食品の三次機能の中にこそみいだされるのである。(18)（傍点は引用者）

ここで重要なのは次の二点である。まず「三次機能」という新案のターミノロジーをテコとして、食品中に「生体調節機能」もまた見いだされたことである。二つ目に重要なのは、「社会的にもきわめて関心の高いことがら」が、新案のこの「三次機能の中にこそみいだされる」との指摘である。三次機能には社会的関心が含有されているという注目すべきこの言説は、「国民のニーズ」「消費者のニーズ」を自明なものとして構築するポリティクスと同じである。したがって、あくまで三次機能という科学的発見について述べているようでいて、実はすでに科学としての栄養学の範疇をはるかに超えた社会的機能を積極的に果たそうとしているといっていいだろう。またここでいう「社会的関心」には、「一般大衆のみでなく、加工食品に新しい付加価値を求めていた世界の食品産業界から、予想をはるかに超えた大きな反響をもって迎えられ(19)」たということも、もちろん含まれている。つまり「能動的に食品というものを観る」ことで、単なる栄養改善のためではなく、栄養面で十分に満たされた「飽食の時代」でもなお消費ニーズを拡大させるため、「三次機能」という新たな機能を別に創造する必要があったとはいえないだろうか。

以上の三次機能の無自覚的前提をふまえながら、その具体的内容についてみてみよう。

一九八四年食品機能研究『研究成果報告書』には八十一本の論文が収められていて、「食品の三次機能」の章には十一本の論文が掲載されている。そのうち「消化管の免疫学的特性」「食物アレルギーの病態」「食品アレルギーとヒスタミン遊離機構」「牛乳および卵アレルゲンの構造とアレルギーの制御」「水産食品におけるアレルゲンの化学と活性構造」の五本がアレルギーに関するものであり、このことは一九九三年に特定保健用食品として認可された第一号が低アレルゲン米だったことと合致している。そこで示されている三次機能とは「アレルギー抑制機能」であり、アレルギーという特定のリスクリダクションをして三次機能とみなしている。

そして他の六本の論文も含めて、具体的に示されている生体に対するデータは、ラット、マウス、ウサギ、サル、といったヒト以外のものが多い。ヒトがデータ採取の対象となっていても、「ヒトのアレルギー疾患におけるレアギンの担体であるIgE産生細胞」[20]、ヒトの「自己免疫疾患の代表とされる全身性エリマトーデス」[21]「アトピー性皮膚炎を示す食物アレルギー患者」[22]「食物アレルギーによる過敏性大腸症候群患者」[23]「ホヤ喘息患者」[24]「慢性関節リウマチ（RA）の患者」[25]といったように、「現在においてすでに罹患しているヒト（あるいはその細胞）」である。

また、「人類の福祉に貢献することを願って」[26]という最終章「機能性食品の設計基盤」には、十本の論文が収められている。ここでも、たとえば「造血機能を有する食品」「血糖調節機能を有する食品」「制癌機能を付与した食品」「フェニルケトン尿症用の新しい食品」などについて、いずれもラットを対象に検証されていて、少なくとも「現在において健康なヒト」は登場しない。

このような対象について「食品」機能研究がなされていたということが、「医薬品」や薬事法との関連で決定的に重要であることは自明だが、詳細は後述する。いずれにしても、今日私たち一般消費者に向けて売られている特定保健用食品とはかなり様相が異なっている。この変化はなぜ、どのようにして起こったのだろうか。

少なくとも一九八四年食品機能研究の段階では、三次機能に関して提示されたデータに「現在において健康なヒト」のものはないということはいえる。現在すべてのヒト生体に対して販売されていて、現在において健康な（少なくとも病人でない）ヒトの「保健」に関するデータ収集が認可申請の際に要求されている特定保健用食品の段階には、この時点では遠く及んでいなかった。しかし、これらの研究を基礎として食品の三次機能が制度化され、数年後には特定保健用食品が誕生していくことになる。「アレルギーのラットのニーズ」に応えて、エサの話に厚生省（当時）が乗り出した、ということではもちろんなく、当然「ヒト生体（国民）のニーズ」が念頭におかれていたのだ。

先述したように、当該食品にもともと含まれる成分Yでも（マトリクスC）、当該加工食品に添加した成分Yでも（マトリクスB）、それが身体に対して何らかの機能を果たすという考え方自体は決して目新しいものではなかった。したがってここで重要なのは、「特性」を「機能」に言い換えたことではなく、新たに「三次機能」が創造された点である。そのターミノロジーによって、「生体調節機能を含んでいる」ことと、「社会的にもきわめて関心の高いことがら」さえ食品に見いだされるに至ったのだ。これらのことが「食と健康をめぐって疾病リスクをどう説明するか」という言説戦略の新しさを意味した点について以下で検討する。

3▼「三次機能」が（ヒト生体に対してではなく）社会的に機能するための条件

機能性食品の制度化

「社会的ニーズの高い」生体調節機能を意味する「三次機能」が付加された食品は、あくまでも食品として一般に広く市販されることが想定されていたのであって、食品メーカーによる商品開発・研究・販売が、その先の実現を担うことになる。実現までの道筋を追ってみよう。

表2　「テクノフーズ」制度化の略年表（本文中で言及したもの）

年	出来事
1984—86年	文部省特定研究「食品機能の系統的解析と展開」（1984年食品機能研究）
1987年8月	厚生省「機能性食品の市場導入構想」発表
1988年3月	1984年食品機能研究『研究成果報告書』
1988年4月	厚生省「新開発食品保健対策室」設置
1988年8月	機能性食品懇談会設置
1989年4月	機能性食品懇談会「中間報告」
1990年3月	機能性食品検討会設置
1990年11月	機能性食品検討会「検討結果報告書」
1991年	「特定保健用食品」制度開始
1993年6月	「特定保健用食品」第1号「低アレルゲン米」
2001年	「保健機能食品」制度開始、「栄養機能食品」誕生
2003—04年	「健康食品」に係る制度のあり方に関する検討会設置
2004年	「条件付き特定保健用食品（仮称）導入提言
2015年4月	食品機能性表示制度開始

一九八四年食品機能研究の『研究成果報告書』は一九八八年三月に出るが、それに先立って八七年八月にはすでに厚生省生活衛生局食品保健課健康食品対策室が「機能性食品の市場導入構想」を発表している。また「いわゆる機能性食品等に関する業務を行うため」八八年四月、新たに厚生省内に新開発食品保健対策室が設置され、機能性食品というものが既成事実化している[27]。突然登場してきた感が否めないこの機能性食品だが、以下のようにこれはまさしく一九八四年食品機能研究で考案された「三次機能」を有する食品のことだ。

食品については、生命を維持する機能と「おいしさ」を感じさせる機能があるが、最近、生体防御、体調の調節に係る第三の機能が注目されている。

そして、これらの機能を生体に対して充分に発現できるように設計された食品（いわゆる機能性食品）の研究・開発が進められている。このいわゆる機能性食品は食生活を通じての、より積極的な健康の増進に寄与するものと考えられる。[28]（傍点は引用者）

一九八八年八月には機能性食品懇談会（以下、懇談会と略記）が設置されている。このころにはすでに、厚生省（当時）だけでなく文部省（当時）や農林水産省も機能性食品に高い関心を示していたのだ。[29]

一九八九年四月三日に出された懇談会中間報告「機能性食品問題の検討結果について」では、機能性食品が「食品成分のもつ生体防御、体調リズム調節、疾病の防止と回復等に係る体調調節機能を、生体に対して十分に発現できるように設計し、加工された食品である」と定義される。つまり、一九八四年食品機能研究で考案された三次機能の定義が、「疾病の防止と回復等に係る体調調節機能」まで拡大した形で踏襲される。その一方で機能性食品についてはさらに「社会のニーズに応えて健康づくりのための具体的な手段として積極的に活用していくことが望まれる」（傍点は引用者）とも明記される。「国民の食品に対するニーズ」「国民の健康志向は近年になく高まり」「国民の一人ひとりの重要なテーマ」が強調され、機能性食品の誕生前からすでに、社会や「国民のニーズ」として説明されているのである。

その後、一九九〇年三月に機能性食品検討会（以下、検討会と略記）が設置され、同年十一月に

「検討結果報告書」が出ている。そしてここにきて機能性食品は突然姿を消す。

機能性食品への懸念

「検討結果報告書」では、「機能性食品を栄養改善法第十二条に規定する特殊栄養食品として許可する場合の方策」を検討した結果、「特定保健用食品」が誕生したと唐突に宣言される。つまりこの時点から、三次機能を備えた機能性食品は、「その摂取によりその保健の目的が期待できる旨の表示が許可された食品」である「特定保健用食品」を意味することになるのだ。

積極的に三次機能をうたう機能性食品の誕生を阻むものがあったとするなら、それは間違いなく「医薬品」の存在である。薬事法第一章第二条での「医薬品」の定義は以下である。「人又は動物の疾病の診断、治療又は予防に使用されることが目的とされている物であって、器具器械でないもの」「人又は動物の身体の構造又は機能に影響を及ぼすことが目的とされる物であって、器具器械でないもの」（傍点は引用者）。この定義に従えば、「予防に使用され」「身体の構造又は機能に影響を及ぼすこと」を目的とした機能性食品（あるいは特定保健用食品）は明らかに「医薬品」である。

これに関し一九九一年には、たとえば静岡県薬剤師会から特定保健用食品制度化反対の声が上がり、その問題点が以下のように指摘されている。「（1）薬事法の医薬品の定義に抵触する。（2）栄養改善法第十二条の『特殊栄養食品』の定義には当てはまらない。（3）国民の食習慣及び健康へ与える悪影響の検証が不十分。（4）国民が過大評価をする結果疾病の早期治療の妨げになる。（5）過剰摂取による新たな疾病の発生を招く恐れがある」[30]

また「機能性食品」という呼称の棄却について、厚生省生活衛生局食品保健課新開発食品保健対策室の元担当者が以下のように述べている。「異論があったわけではない。しかし、食品は機能性食品が有する第三次機能あるいは体調調節機能のみによって成り立っているわけではない。栄養機能や感覚機能が合わさってこそ、食品らしくまた食品としての意義があるのである」[31]。さらに以下のような言及もある。「〝機能性食品〟という名称からするイメージは過大な生理作用を消費者に期待させ、医薬品の作用と紛らわしい」「特定保健用食品のほうが現実的で受け皿が大きく、範囲が拡大されたことになる」[32]

ここで重要なのは、三次機能が機能性食品として関心を集めたのは、先にみたように「体調調節機能」「生体防御、体調リズム調節、疾病の防止と回復」「長寿社会における成人病予防」機能（懇談会「中間報告」）そのものによるのであって、「医薬品」と紛らわしいという理由で「機能性食品」というターミノロジーが棄却されても、その含意する「三次機能」はそのままであることだ。

では、機能性食品に代わって登場した特定保健用食品の定義にあった「保健の効果」「保健の目的」とは何を指すのだろうか。それは、「医薬品」ではなく、また「病態」「病人」を対象とするものではない、ということの言明であるはずだ。ところが、一九八四年食品機能研究時点での三次機能は、全身性エリマトーデス、アトピー性皮膚炎、過敏性大腸症候群といった「病態」に対してはたらくものとしか示しえなかったことは先に述べたとおりである。

一九九三年六月一日、最初に認可された特定保健用食品が、資生堂の「ファインライス」（低アレルゲン米）と、森永乳業の「低リンミルクL．P．K」である。これらは「特定の疾病患者向け」で、前者は「アトピー性皮膚炎の者に適する」もの、後者は「慢性腎不全の者に適する」ものであり、関与する特定の好ましくない成分を除去または低減したものだった。九一年の制度開始から二年たってようやくの初認可である。一九八四年食品機能研究時点での研究成果からいっても、またエビデンスの検証しやすさからいっても、これらの商品化は妥当なところだった。しかしこれでは、機能性食品や特定保健用食品に期待されていたはずの万人に向けた「成人病予防」といった疾病リスク低減機能が存分に示されていない。したがって、これらをして「国民のニーズ」とはいいがたい。当然の成り行きだが、これらの商品はその後、特定保健用食品の分類から外され、「特殊栄養食品」のなかに七三年から設けられていた「病人用特別用途食品」に分類されることになる。

三次機能が機能するために

一九九三年十月一日認可のもの以降は、「特定の疾病患者向け」からいよいよ適用対象が広くなる。「保健の効果」「保健の目的」をもった特定保健用食品は、「健康人」あるいは「半病気」「半健康」「未病」状態への活用として位置づけられる。[33]「未病」とは「半健康」状態でもあり、「日本未病システム学会の定義では〝自覚症状はないが、検査値では異常があり、放置すれば重症化する場合をいう〟としている。しかし、実際のところ検査値では異常はないが、自覚症状のあるものも未病[34]」とみなすことが可能なのだ。要するに、医薬品業界や薬事法とのすり合わせだったとしても、「保健の目的」はただちに「未病」「半健康人」という、これもまた新たなターミノロジーに活路を見いだし、「特定保健用食品は、病人が食事療法に用いる食品ではなく、このグレーゾーンの人たちが主として利用するものである」[35]とされたのである。したがって認可申請のために、臨床試験では、コントロールされた実験室のラットではなく「自覚症状はないヒト」「検査値では異常はないヒト」、つまり「治療を行っていないが、特定の検査項目が基準値を逸脱している被験者を必要とする」し、被験者の食品摂取管理の難しさがある。[36]

食品である以上誰でもどこでも購入でき、好きなときに好きなだけ摂取できるわけだから、治験の場だけでなく、実際に消費される場でも複数の機能性因子を同時摂取できる。そしてその場合の生理効果など知るよしもない。[37]そもそも「薬物治療までは必要としないが生活習慣（食習慣）の改善によりリスク低減を目指す〝半病人〟（初期治療者）」をせめて治験対象にしなければ「食品（素材）でクリアなリスク低減の効果（エビデンス）を得ることはなかなか難しいのが現実」[38]なのだ。一九八四年食品機能研究もまた、ヒトへの展開を目標にしながらも、示しうるデータがヒト以外の生体であるか、ヒトであったとしても「現在において罹患しているヒト」でしかなかった。このことも「現在において健康なヒト」での検証がいかに困難であるかを物語っている。

たとえば一九九九年に特定保健用食品として認可された花王の「エコナクッキングオイル」は、「この油は、ジアシルグリセロールを主成分としているので他の食用油と比較して、食後の血中中性脂肪が上昇しにくく、しかも体に脂肪がつきにくいのが特長です」とヘルスクレイムを添付することを可能とした。しかし、血中総コレステロール値「および低比重リポ蛋白（LDL）コレステロールいずれも、やや高めのヒトで低下傾向が認められた」のであって、「特定保健用食品の対象とする境界域の人達ではほとんど効果は認められなかった」し、「コレステロール正常者には影響を及ぼさなかった」[39]。ところが商品として消費される局面でこのようなエビデンスはほとんど意味をなさない。他の食用油と「体に脂肪がつきにくい」とラベルに書かれた油が並ぶスーパーマーケットの陳列棚を前にして、「正常者」も「半健康人」も「未病人」も「半病人」も「病人」も同じ消費者だ。すなわち食品として売られている時点で、他の食品と**ヘルスクレイム**以外はまさに同列になるのである。

このように、一九八四年食品機能研究考案の「三次機能」は、たとえば「血中中性脂肪が上昇しにくく、しかも体に脂肪がつきにくい」といったメッセージに姿を変えた。そしてこのようなメッセージは、エビデンスがどのようなものであるかにかかわらず、すべての消費者に対して開かれている。換言すると、商品に添付されたメッセージに従って購入したほとんどの消費者は、エビデンスに対し科学的厳密さに照らせば「間違った選択」をしたことにならざるをえない。

正しい選択をするために、医薬品販売に薬剤師が必要なように「国民と「食品の正しい情報」の間を取り持つのは〝民間企業〟[40]」となる。しかし、以下の指摘にあるように学ぶべきは国民であって企業ではないのだ。特定保健用食品は「明確な目的をもって開発された加工食品なので、上手に使うためには日頃から栄養に興味をもち、栄養指導を受けたり、講習会に参加し、栄養の知識を吸収する努力が必要である[41]」、「医薬品のような即効的でドラマチックな効果をもっていないことを消費者あるいは患者に周知させるとともに、**過大な期待をもたせないように**指導する必要がある[42]」（傍点は引用者）。「過大な期待には指導が必要」という指摘は、以下で述べることと深く関わる。

さらには二〇〇二年二月に「保健機能食品等に係るアドバイザリースタッフの養成に関する基本

的考え方について」というものが、厚生労働省医薬局食品保健部長名で出された。そこでは「多種多様な保健機能食品等が流通する中、消費者が（略）適切に選択し、摂取することを可能とするためには、これらの食品の持つ成分の機能及びその活用方法等について理解し、正しく情報を提供できる助言者、すなわち、アドバイザリースタッフが適宜置かれていることが重要である[43]」と、新たな専門家の必要性が指摘されている。

永遠のゼロリスク＝手が届かない健康

しかし「機能及びその活用方法等について理解し」といわれても、少なくとも消費者たちはその「疫学的有効性」について信じることはできても、ヒトが自分の生体で確認することなど、専門家にもできなかったことをできるはずがない。疾病リスク低減機能がはたしてはたらいたのかどうか、消費者は知るよしもないし、企業や認可した厚生労働省（現在は消費者庁が管轄）が「機能が働いていない」として何らかの責任を問われることもない。たとえ消費者が積極的にその「効果」を認めたとしても、私たちが実験用ラットのようにそれだけを食べて生きているわけではないヒトである以上、特定の食品と疾病リスク回避の因果関係を特定することは本来きわめて困難であることについては先述した。あくまでも三次機能に内在する不確定要素についての最終責任は消費者に負わされていて、食べることに「努力」と「指導されること」が必要になっていったのである。「半健康」や「未病」といった万人に恐れを抱かせる、また永遠に継続可能な疾病リスクを提示する一方で、消費という主体的参加を促すことによって疾病リスクの社会的意味は再生産され、増殖する。このかぎりで一九八四年食品機能研究に端を発する「三次機能」、およびその後ヘルスクレイムを認可された「特定保健用食品」は、生産され流通し消費され、社会的に機能可能となる。三次機能が商品化されるにあたり、何らかの疾病リスクを減じるものとして機能が説明されるのだから、その存在意義を示すには必然的にリスクを必要とする。

三次機能を有した食品をあくまで食品として市場導入するにあたっては、成分Yに関するヒトのデータを早急にリスクZと結び付ける必要があった。しかもそのリスクZとは、脚気やアトピー性皮膚炎、慢性腎不全のリスクなどではなく、より「高い社会的関心」「国民のニーズ」でなければならない。「欠乏症」などとして認められなくても、十分に満腹だったとしても、何を食べていたとしても、現在においてどんなに健康だったとしても、すべての消費者に可能性が開かれているリスクZ、より大衆的リスクZ、永遠にゼロリスクを志向させる装置としてのリスクZ、そのようなリスクZこそが必要とされていたのである。

一九九六年に考案された「生活習慣病」や「未病」「半健康」「半病人」、さらには「メタボリックシンドローム」といったたぐいの疾病ターミノロジーに関するリスクは、まさにぴったりとこれらのニーズにあてはまる。これらは現状がどうあれ、永遠に求め続けることが期待される健康に向かわせるものであり、求めても手が届かない健康、すなわち第1章で述べた〈責務／目的としての健康〉への示唆なのである。これ以降、生活習慣病やメタボリックシンドロームを予防するものとして、特定保健用食品は活路を見いだすことに成功する。はたして三次機能は、身体に対する実質的価値というよりもむしろ、身体に関する市場的価値として万全に機能することになるのだ。その意味で、永遠に（の）ゼロリスクを目指すことが消費者には暗に期待されているといっていい。

実際にはどのように消費されるのか

さて、具体的に商品化されたあかつきには、どのように消費者に受け入れられたのだろう。二〇〇一年には保健機能食品制度が新たにでき、特定保健用食品に加えて、錠剤の形態をしたものを含む「栄養機能食品」という分類が誕生した。それ以降、このいずれかに含まれない食品はすべて「一般食品」のはずだった（図3も参照）。

ここで一つの事例として、二〇〇三年に「体脂肪が気になる方に」とボトルに大書された「茶カテキン」入りの「ヘルシア緑茶」（花王）の売れ行きがとりわけ注目を集めた。これを機に「（健康茶）市場は急拡大する見通しで二〇〇六年には八百億円を超える見込み[44]」と報じられた。この商品は、厚生労働省によってヘルスクレイムを認められた特定保健用食品である。したがって、「体脂肪」という言葉を宣伝文句に使用できる。ただし、「体脂肪が気になる方に」と呼びかけてはいるが、あくまでも呼びかけているだけである。「それを飲んだらどうなる？」という肝心な部分については何も説明しておらず、その解釈は消費者に丸投げされている。しかし、「それを飲んだらどうなる？」ということを言葉にしていなくても、マトリクスのBでの成分Y「茶カテキン」とリスクZを想起させる「体脂肪」だけで消費者の妄想は膨らむ。わざわざ「茶カテキン」を入れ「体脂肪」という文言を使って売っているからには、「これさえ飲めば体脂肪が……」と「……」を各自で埋めて理解することは消費者にとってもはやあたりまえのことである。つまり、「科学的に検証された機能が身体にはたらいたから」というよりもむしろ、リスクZ（体脂肪から想起される）と、その先の「あたりまえの理解／妄想」で消費させたという意味で、そのヘルスクレイムは十分に社会的に機能しているといえるのだ。その飲み物によってリスクZを回避できている（できた）ということは、「未来にある（かもしれない、ないかもしれない）リスク」についての回避機能であるかぎりで、現在の私にとっても専門家にとっても検証不可能である。

消費する／させる際に重要なのは、実質的にどのような機能を科学的に保証しているのか、ということではない。「それを飲んだらどうなる？」という部分に関しての消費者によるあたりまえかつ積極的読みこそが必要不可欠なのである。科学を科学として成り立たせ、さらに重要なこととして「消費する／させる」には、それを消費する者たちの先述した「……」にあたる非科学的知識である一方で〈責務／目的としての健康〉のため永遠にゼロリスクを志向するという〈無限の妄想〉に大いに依存しているのである。[45]

このように、厚生労働省やのちに消費者庁がお墨付きを与えている特定保健用食品が示す「効果」は、検証不可能性によって逆に効果が独り歩きできるようになっている。「体脂肪」「血圧」「コレステロール」「血糖値」といったリスクZを想起させるヘルスクレイムが記載された商品は、すべての消費者に対して購入の機会が与えられていて、繰り返し述べているように「それを飲んだらどうなる？」という部分は消費する側の解釈、より正確には「誤読」や〈無限の妄想〉に委ねられているのだ。

ではなぜ「それを飲んだらどうなる？」という部分に関して、少なくとも表示上オープンにならざるをえないのか。その理由は二つある。第一に、万人（ラットやマウスではなく、すべてのヒトという生体）に対して効果を保証するほどの科学的根拠に基づくエビデンスが得られていないということがある。第二に、もし仮にエビデンスが得られていて、「血糖値を下げる」「体脂肪を減らす」「血圧を下げる」とさらに積極的なヘルスクレイムが可能ということになると（後日可能になることについては後述）、はたして「医薬品との境界は？」という、科学的にというよりもむしろ、政治的かつ経済的にきわめて重要な問題が生起してしまうからである。科学によっては答えられない領域の問題について、検討し協議して決定されているのである。

4▼テクノフーズへの期待が高進する二十一世紀

消費者への期待と、かなり高度な読解力

以上のような動きの背景には、当然のことながら各方面からの多大なる期待があった。二〇一六年四月十二日現在、特定保健用食品として表示許可されたのは千二百四十二品目で、日本健康・栄養食品協会の調べによれば、希望小売価格ベースでの売り上げが一九九七年には千三百十五億円だったが、二〇〇一年度では四千百二十億円に、一四年には六千百三十五億円といったように、予想どおり着実に市場拡大している。[46] 〇一年に閣議決定された「科学技術基本計画」（総合学術会議）のライフサイエンス分野に「機能性食品の開発」が含まれ、また、〇二年「二十一世紀における科学

技術の重点領域」（日本学術会議）では「機能性食品の生産」に言及があり、〇三年「バイオテクノロジー戦略大綱」でも、保健機能食品の市場価値について一〇年の健康志向食品[47]の市場規模を三・二兆円と推計している。

　このように科学としてのテクノフーズとその市場に関しては、ナショナルプロジェクトとして多大な関心を集め続けているのだ。もはや国民のニーズや関心が「すでに高いものとしてある」のではなく、研究者集団が方向性を示し、経済的利益を得る企業が立証責任とコストを負い、行政府がオーソライズする、産官学のこの強力なトライアングルこそが欲望を生み出す、つまり国民のニーズを掘り起こす現代的装置といっていいだろう。

　この流れは、次第にエスカレートしてきている。それは単に流通・販売量などの増加といった量的変化だけを意味するのではなく、質的な変化もともなっている。

　二〇〇三年四月から翌年五月にかけて、「「健康食品」に係る制度のあり方に関する検討会」が厚生労働省に設置された。ここでいう「健康食品」とは何を指しているのだろうか。あるいは、何を指すべきなのか。まさにこれを議論することが、この検討会の大きな課題だった。「検討会開催要領」には検討課題として「国民の健康づくりにおける「健康食品」の役割をどう位置づけるか。「医薬品―現行制度に基づく保健機能食品―いわゆる健康食品―一般食品」の体系のあり方」を挙げている。「「健康食品」に係る制度のあり方に関する検討会」では最終的に「条件付特定保健用食品（仮称）」を提言するに至った。ヘルスクレイムの裏づけとなる科学的根拠が現行の許可要件を満たすほどではない食品である。このことはヘルスクレイム添付に関してハードルを下げる、すなわち規制緩和を意味する。表示例としては「〇〇の改善に役立ちます」と「その根拠は必ずしも確立されていない」という文言が併記されることになる[48]。

私たちはこのようなたぐいの言説を（つまり正確に読むにはかなり高度な読解力が要求される一方で、そのアウトプットとしての行動のほとんどがおそらくは「間違っている」とみなされる）どのように解釈すれば、健康に配慮するという（第3章で述べた規範性Ⅱを備えた）「よき市民」として正しい選択をしたことになるのだろうか。「その根拠は必ずしも確立されていない」にもかかわらず「〇〇の改善に役立つ」と信じて購入する消費者は、論理的必然として「間違った選択」にならざるをえない。すると、またさらに高度な読解力が要求されることになる。おわかりのように、これは憲法第二十五条にある「国民の健康の権利」を守るというよりもむしろ、その「間違った選択」を消費者にさせることこそがねらいであることに、もはや異論はないだろう。永遠のゼロリスクを目指して延々と続くこの無限ループの今日的状況については、第6章でさらに考察する。

食品機能性表示制度スタート

その後の「検討」と規制緩和の結果、「脂肪を燃やす」といったより直接的な表現が跋扈するようになってきた。今日、テクノフーズはさまざまな形をとりながらさらに拡張してきている。その背後には、より売りやすい体制へ、という制度変更がある。二〇一五年四月から食品機能性表示制度が開始された。その誕生の背景については、消費者庁によって以下のように説明されている。

・機能性を表示することができる食品は、これまで国が個別に許可した特定保健用食品（トクホ）と国の規格基準に適合した栄養機能食品に限られていました。

・そこで、機能性を分かりやすく表示した商品の選択肢を増やし、消費者の皆さんがそうした商品の正しい情報を得て選択できるよう、平成二十七年四月に、新しく「機能性表示食品」制度がはじまりました。[49]（傍点は引用者）

ここでは「経済成長戦略」のことや「市場への期待」という意味合いは消されている。「選択肢が増」え、「消費者の皆さん」の便宜が高まることが強調されている。「正しい情報」と付言していることに注目しておきたい。また、その新しい制度の特徴として以下のように述べている。

・国の定めるルールに基づき、事業者が食品の安全性と機能性に関する科学的根拠などの必要な事項を、販売前に消費者庁長官に届け出れば、機能性を表示することができます。

・生鮮食品を含め、すべての食品が対象となります。[50]

本書にとって重要な点は、要するにこれまで認可性だったものが、事業者が届け出さえすれば機能性を表示できるようになったという点である。先述したように、経済成長戦略のための規制緩和の一環であることが明白であるにもかかわらず、その必要性が「消費者の皆さん」を主体化することで説明されている。では、「消費者の皆さん」である私たちに提示される「正しい情報」とは、いったいどのような〈知識〉によって構成されるものなのだろうか。

5▼「科学的精度」ではなく「言説的精度」の問題

措置命令と合理的根拠のなさ

ここで、考察を進める前に少し寄り道をしよう。具体的な健康被害が出ていないにもかかわらず、景品表示法違反（優良誤認）で再発防止を命じる措置命令を消費者庁が出す場合があることについて、比較対象のための事例として考えてみたい。

たとえば、二〇一三年十二月には「夜スリムトマ美ちゃん」を販売するコマースゲートに対して措置命令が下された。以下はその報道である。

> 命令によると、同社は一一年十二月～一三年四月、チラシや自社のホームページ（HP）に、「寝ている間に勝手にダイエット!?」などと掲載。合理的な根拠がないのに、特段の運動や食事制限をすることなく、摂取するだけで著しい痩身効果があるように表示した。[51]（傍点は引用者）

また、二〇一四年六月にも「健康食品」に対し、「楽して痩せる、あり得ない」という見出しで以下のように同様の措置命令が出たことが報道されている。

「たったの三カ月で理想の姿に」と根拠がない表示で健康食品を売ったとして（略）。消費者庁によると、同社は健康食品「カロリストン―PRO―」を販売する際、ホームページ上などに「今までにないダイエット」「『ふだんの食事ダイエット』を実現。」などと記し、簡単に痩身効果が得られるかのような表示をした。一本（九十錠入り）で税込み六千円。今年四月までの十カ月に約五億円を売り上げていた。[52]（傍点は引用者）

これらの措置命令対象となった商品に共通するのは、相当に売り上げた商品であるということと、大企業ではないということである。

また、ここで出てくる「合理的根拠」あるいは「根拠」というのは、もちろん「科学的合理性」「科学的根拠」を意味している。しかし残念ながら、「合理的な根拠がないのに」飲めばさも「簡単に痩身効果が得られる」かのような商品、より正確に言うなら「食べたり飲んだりすれば痩せるかのように思わせる商品」は、世にあまたある。特定保健用食品もまた消費者自身による成分YとリスクZの関連づけ、すなわち「誤読」や〈無限の妄想〉に依存することは先述した。

企業の言説戦略に合理的根拠がないことはこのような措置命令が出た商品に限った話ではない。根拠のないものが恣意的に選択され、その恣意性のもとに、ある商品は措置命令を受け、ある商品は受けない。しかし、ここで問題にしたいのは、そのような企業の思惑や消費者庁の恣意性および

「合理的根拠のなさ」だけではない。消費者の判断にも、同じように「合理的根拠がない」という点だ。したがって「消費者は（よき市民たるもの）科学的合理性について学びリテラシーを身につけ正しく理解し選択する必要がある」、すなわち規範性IIを身につけよ、となるのが専門家言説の常である。本論はこの常套句そのものを問題にしている。

企業は明らかに、この消費者による合理的根拠のなさを利用している。そして、そのことを消費者庁は見て見ぬふりをしている。消費者は誰も言ってもいない成分YとリスクZとの関連について勝手に妄想を膨らましているだけ、ということなのである。機能性食品市場の発展は、消費者による永遠のゼロリスクへ向かう〈無限の妄想〉すなわち「科学的非合理性」に大いに依存している。ただし、小さな企業がやりすぎた場合にはちょっとした措置命令を出しておく、というわけだ。

かなり特殊な読解力をもつ「よき市民」――黙認される科学的非合理性

「消費者による科学的非合理性」といっても、実は消費者には合理性がある。生活習慣病やメタボリックシンドローム、適正体重といった事柄に関し、きわめてリテラシーと関心を高めてきた「よき市民」である国民たちは、わずかな言説的手がかりから妄想を膨らまして従順に忖度できるようになっている。そして、消費者と〝まず〟みなされるようになった国民たちによる「科学的非合理性」は、経済成長に寄与するかぎりで大いに黙認される。科学的非合理性の黙認によって経済成長戦略ははじめて可能になるのだ。

景品表示法違反とみなされるかいなかは、実は「科学的正しさ」「科学的根拠」などではない。

あくまでも「科学的精度」ではなく「言説的精度」の問題なのである。言説戦略が戦略として成立するためには、「痩せると言っていなくても、健康に寄与すると直接言っていなくてもそうであると判断する」消費者のある種のリテラシー、すなわち「よき市民」としてのある種の資質（規範性II）が必要である。換言すると、私たちの「価値に基づくアプローチ」（第6章第3節で詳述）を積極的に活用しているのだ。「何かを飲めば、また食べれば、そこに含まれた何らかの成分によって、体に何らかの効能がある」という栄養成分主義というのは、ここまでみてきたように、私たちにはリテラシーとして徹底的に刷り込まれている。そのような基盤上に私たちの食に関する知識が構築されている。

したがって、いわゆる健康食品を、永遠のゼロリスクを追いかけ〈無限の妄想〉のもとで消費するということは、私たちの科学的理解力の問題ではないし、まして以下のように専門家が指摘する国語力の問題でもない。

これを飲めばやせるとはどこにも書いていない。これはある意味で国語教育の問題だと思います。これだけ複雑になった消費社会の中で行間を読むべき領域と、読んではいけない領域があることを、国語教育で扱う必要があるのではないかと思っています。[53]

この指摘はまったくあたらない。むしろ消費者たちは、健康を責務と位置づけた国家や、そこに多大なる商機を見いだした企業の思惑を、高度な（しかし特殊な）読解力をもってして経済政策的な意味で「正しく理解している」のだ。少なくとも「よき市民」として自発的に隷従し正しく忖度している。それだからこそ経済成長戦略の一角を担い、市場規模拡張が見込まれているのだ。「よき市民」たちは、このように読んでほしいという経済政策的懇願に対し、そのように読んであげているだけなのである。したがって、この件について誰かを糾弾するのなら、それはまず「このように読んでほしい」と懇願する側なのである。

線引きを決定づけるのは科学的合理性の名のもとに作動する「科学的正しさイデオロギー」ではあっても、価値中立的な「科学的正しさ」などではない。「科学的正しさ」をポリティカルに作動させるのが「科学的正しさイデオロギー」である。作動させるものだから、どのように作動させればいいのか、つまり「科学的に正しい」ポリティカルな規準をみたすテクノフーズはどのように作ればいいのか、ということになる。それは、「科学的正しさイデオロギー」が発動する状況下で、もはや「科学的精度」ではなく「言説的精度」をいかに上げていけばいいのか、という問題になってくるのだ。第6章第2節でまた、「科学的正しさイデオロギー」について別の角度から論じる。

NGかOKか

「言説的精度」を上げる試みの事例として、食品機能性表示制度開始直前である二〇一五年三月号の「宣伝会議」をみてみよう。この号の特集は「ヘルスケア市場の新マーケティング　食品機能性表示制度　対応のポイント」である。これは、新制度に対する売る側の対応について教示するもので、ここでの考察にとって示唆に富む。

特集の冒頭では、「消費者のニーズ」が以下のように説明されている。「世界有数の少子高齢国日本において、「健康」はあらゆる世代の消費者の根底にあるニーズであり、衣食住、全ての産業にとって、新商品・サービス開発の切り口となるものです」。ここでいう健康とは、もちろん〈責務／目的としての健康〉のことであり、新商品やサービスを購入できる者たちだけのための健康である。〈権利／手段としての健康〉がいかに守られるべきかという喫緊のニーズをかかえる者の存在は、当然のことのように経済成長戦略とは切り離され、等閑視されている。

さて、特集冒頭の記事「なぜ今、ヘルスケアマーケットに注目が集まるのか？」に、以下のような記述がある。

経済産業省は二〇一五年のヘルスケア（健康・医療・福祉関連サービス）の市場規模は六十六・四兆円に達すると推計しており、産業界において最も伸長する業種の一つとして期待され、多くの企業や自治体が事業化を推進している。（略）日本のヘルスケアビジネス史上、最も歯車が高回転した例が、「メタボ」という課題づくりと「メタボ市場」という市場づくりであろう。[54]

すでに〈責務／目的としての健康〉の推進という十分すぎるほど地ならしができているところに、食品機能性表示制度が開始されることがここで確認されている。

この特集のなかには、企業広告のコンサルティングをおこなう立場からの「知っておくべき健康・美容関連の規制と広告表現の注意点」という記事があり、先にみたような「措置命令」をいかに回避するかということに紙幅が割かれている。つまりこの記事では、広告表現の「NG例」と「OK例」について、たとえば以下のように具体的かつ直接的にアドバイスしている。

NG例
「このサプリメントには、ブルーベリーのポリフェノールが含まれているため、目の視力向上に大変役立ちます」
OK例
「このサプリメントには、ブルーベリーのポリフェノールが含まれているため、健康維持に大変役立ちます」

これはブルーベリーやベリー系配合のサプリメント（健康食品・加工食品）の場合についてだが、なぜNGであるかは以下のように説明されている。「体の部位を指定すること自体、その部位の効果暗示をさせることになり、違法。かつ、視力を上げるという効果保証は医薬品としての表現となります」[55]。それに対して、OK例の「健康維持」のほうが概念は広く、消費者にとっては期待を膨らませやすい。体の部位を示してはいけないということ自体が、「からだによさそう」という永遠のゼロリスクへの〈無限の妄想〉をより可能にしている。

また、ビタミンE含有の栄養機能食品については以下のようにアドバイスがなされている。

NG例
「ビタミンEには、抗酸化作用があります」
OK例
「ビタミンEは、抗酸化作用により、体内の脂質を酸化から守り、細胞の健康維持を助ける栄養素です」

この言説におけるNG、またOKである理由については、「トクホであれば承認された表示。栄養機能食品であれば、可能表示の範囲で適切に表現することが必要になります」と説明されている。NG例については当該商品としての「ビタミンE」の効能を説明していることになり、OK例は単に栄養素としての「ビタミンE」について説明しているだけ、ということだろうか。いずれにしても食品機能性表示制度導入目前で、言説戦略がいかに重要であるか確認されている。

保健機能食品ではなく、ただの食品のOK例についてもここでみておこう。たとえば二〇一一年九月二十六日にハウス食品から販売された「唐辛子の力」もただの食品である。しかしボトルには「カプサイシン〇・二mg配合」「体脂肪を燃やす！」と書かれている。にもかかわらず、これも措置違反にはならなかった。正確には「歩いて体脂肪を燃やす！」と商品ボトルには書いてあるからだ。開発背景として以下のように述べられている。

ダイエットや健康のためにウォーキングをする方が年々増加していること（内閣府体力・スポーツに関する世論調査）や、ハウス食品が行った「ダイエットに対するお客様のイメージ調査」の結果「脂肪を燃焼させること」が第一位となったことなどに着目し、運動して脂肪を燃焼させたい方に向け、新しい価値を持った飲料として開発しました。(56)

要するに、運動して脂肪を燃やしたい人に向けた商品であって、これを飲んで体脂肪が燃えるとは一言も言っていない。購入者がどのような妄想を膨らませて買ったかは知るよしもない。

また、二〇一五年四月に明治が全国で販売を開始した「明治プロビオヨーグルトPA－3」は、「プリン体と戦うPA－3乳酸菌を配合」を「特長」としている。プレスリリースには「日頃プリン体を気にして生活している人をターゲットとした本ブランドの発売を通じ、ヨーグルトの新たな健康価値を提案することで、ヨーグルト市場の更なる活性化を図ってまいります(57)」とある。要するにこれは**ただのヨーグルト**ではあるが、「プリン体と戦う」ヨーグルトなのだ。痛風を引き起こす要因の一つといわれるプリン体の、その量を示す尿酸値を下げるとは言っておらず、「戦う」と言っているだけだ。「プリン体と戦う」という言葉から何かを妄想するとすれば、それもまた消費者の勝手な振る舞いにすぎない。

以上のように、NGとOKの差異を作っているのは、商品そのものがもつ機能の科学的正しさではなく、商品そのものでさえない。明らかに「言説的精度」の問題なのだ。しかも「OK例」のほうが確実に、消費者が永遠のゼロリスクすなわち手が届かない〈責務／目的としての健康〉へ向けて飛び立つ想像の翼、すなわち〈無限の妄想〉に寄与する。言説的精度を上げて〈無限の妄想〉を可能にすることこそがヘルスケアビジネスの眼目である。まちがっても実質的健康の向上などではない。

つまり、NGなのかOKなのかは「科学的精度」の問題などではなく、すべては「言説的精度」の問題なのである。そのもの自体が何であるか、内実として科学的厳密性が問われているのではなく、ぎりぎりNGの言説なのか、ぎりぎりOKの言説なのかという問題である。したがって、科学者の知見ではなく、キャッチコピーのノウハウが必要とされるわけだ。そして、私たちは「ポリフェノール」や「ビタミンE」といった成分Yが入っているという時点で、ほとんど無限に近い効能を妄想することが可能だ。そのような言説的規約に私たちはどっぷりとひたっている。

6▼私的領域の問題としてではなく

視点の矮小化

〈無限の妄想〉を当て込んだ商売は数多くあるが、科学の言葉を使用していながらも、NGとOKを言説戦略によって切り分け、そこに国家戦略がからんでいるという意味で、このヘルスケア市場というのは特殊であり、秀逸である。

ただし、これらが言説的精度の問題だったとしても、「科学的正しさ」をないがしろにしているわけではない点に注意が必要である。成分ＹとリスクＺで語る以上、「科学的であること」「科学らしさ」は必要としているのである。そして科学とは、常に正しいか正しくないかという判断基準と不可分であって、当然、科学を前にした万人に対し正しく理解することが常に求められる。そのような「科学的正しさイデオロギー」言説がますます精度を上げながら私たちを包囲するのなら、私たちがそれらのことについてよりクリティカルに思考することの重要性もさらに高まってくる。つまり私たちは、「科学的正しさ」だけではなく、「科学的正しさ」を自明視し、視点を矮小化させる「言説的精度」の問題を対象化しなければならないのだ。視点の矮小化とは、ここでの文脈で言うと、食品Ｘを成分ＹとリスクＺで理解し消費することを意味する。そして言説的精度が上げられていくということは、「よき市民」たちがその言説に取り込まれる契機が増していくということである。このことは次の章で検討する、マトリクスのＡやＤに相当する、「リスクＺをまねく食品」に関しても同様である。

「国民のニーズ」は本当にあるのかいないのかということとはまったく別に、既定路線としてニーズが「高いもの」であることが前提とされ、そのあやふやな前提のうえに制度化が進んでいく。馬である消費者の面前に〈責務／目的としての健康〉をニンジンとしてぶら下げ、永遠にゼロリスクへ向けて走らせるという意味で、ほぼ無制限に構築されるニーズといっていいだろうし、モノを買わせる制度を整えるための打ち出の小づちといっていい。そのような作られたニーズのもとに私たちは、永遠のゼロリスク＝手が届かない〈責務／目的としての健康〉さえもあてがわれ、本当にほしかったのかどうかさえわからないモノを食べるのだ。

「私たちは本当にそれがほしいのか」という問いが重要であることはいうまでもない。しかし、この話にはまだまだ先がある。「健康で文化的な最低限度の生活を営む権利を有する国民」としてではなく、まず消費者として永遠のゼロリスク＝手が届かない〈責務／目的としての健康〉を馬車馬のように目指すことが期待されている私たち消費者は、「よき市民」としてさらに賢くならなければならない、という次のステップに進まなくてはいけないのだ。本章での議論は、第6章冒頭へと続く。

制度化されたエビデンスの問題

本章で主たる目的としているのは、「科学的根拠で裏づけられていなければならないのにそうなっていない」などと批判することではない。もちろんそれも重要なことだが、有効性に関するエビデンスが制度化していったことの国民あるいは消費者にとっての意味を、現在から問い直すことが目的なのである。厳密な意味での「科学的根拠による裏づけ」、つまり〝実質的エビデンス〟の検証は、機能をうたって消費を促す以上、必要なことだろう。そしてそれは、医学・栄養学・化学者たちの重要な仕事になるはずだ。

それとは別に、社会学にとっても、また消費者にとってもより重要なのは、そして生活により影響を及ぼすのは、あるいは身体観や食品観、日常的行為に影響を及ぼしてくるのは〝実質的エビデンス〟などではなく〝制度化されたエビデンス〟こそ、である。さらに言うなら〝制度化されたエビデンス〟を正当化するリスクZ、すなわち「病人」ではなく「未病人」「半健康人」「生活習慣病

／メタボリックシンドロームを予防すべき国民」とされたすべての消費者にあてがわれた未来の疾病リスクZは、理論的にも経験的にも決してゼロリスクにはなりえない。疾病リスクZに対するヘルスクレイムが添付された商品が次々と誕生し、消費されればされるほど、消費者にとって「疾病リスクの社会的意味」は増殖していく。

　私たちがどのような食品を消費するかということは、なるほど私的領域の話でもある。そして、政策や経済や科学の歴史から切断されたところで消費者の責任を科学的正しさのもとで問うことは、今日、最も安易かつ頻繁に繰り返されている批判形態である。しかし、どのような意味でも「外部」と切り離された私的領域などありえない。したがって、「国民」「消費者」「家庭」「子ども」「最近の若い母親」の食生活に何か問題が発見されたとしても、[58] その責任は私的領域に封じ込める形で議論されるべきではない。にもかかわらず「市民」として「消費者」として、また「親」として「国民」として主体化され、責任が課せられていく。これは「私」（だけ）の問題なのかと問うてみることのその先に、他に問題状況はないのかという問いがあるべきだ。その問いの重要性を再認識することと、見えにくいが他にある問題状況について考える必要がある。この点で、ライト・W・ミルズがいう「社会学的想像力」の必要性がまさに見いだされる。[59]

　ここで検討してきたような科学的ターミノロジーも含むマクロな流れについて等閑視されるならば、それはそれで「なぜ等閑視される領域が残るのか」ということがまた問われなければならない。食とリスクをめぐって私的領域に責任やリテラシーが押し付けられようとするとき、最も目を向けるべきは「何が（誰が）そこで責任を問われていないのか」ということだ。真っ先に問われなければならないのは、自明視され制度化された科学的、あるいは政治的「無条件の正しさ」のほうだ。人間の食べる行為とリスクに関して近年生起している問題とその責任は、いずれにしてもヒト生体に、あるいは限定的私的領域にだけ内在するものではありえない。

注

（1）KIRINウェブサイト「出足好調！食事の際に脂肪の吸収を抑える〝特定保健用食品史上初のコーラ〟「キリン メッツ コーラ」発売後わずか二日で年間販売目標の五割を突破！」（〔http://www.kirin.co.jp/company/news/2012/news2012042601.html〕［二〇一六年六月二十二日アクセス］）

（2）マリオン・ネスル『フード・ポリティクス――肥満社会と食品産業』三宅真季子／鈴木眞理子訳、新曜社、二〇〇五年、三五三―三五四ページ

（3）特定保健用食品、栄養機能食品、機能性表示食品などの最新情報については、消費者庁ウェブサイト「食品表示」（〔http://www.caa.go.jp/foods/index4.html〕［二〇一六年六月二十二日アクセス］）を参照のこと。消費者庁「「機能性表示食品」制度がはじまります！――商品の開発・販売を考える前に」（〔http://www.caa.go.jp/foods/pdf/shokuhin1443.pdf〕［二〇一六年六月二十二日アクセス］）なども見やすい。

（4）前掲『健康の語られ方』も参照のこと。諸外国の状況については、前掲『フード・ポリティクス』、あるいは John Germov and Lauren Williams eds., *A Sociology of Food & Nutrition: The Social Appetite*, Third Edition, Oxford University Press, 2008 を参照のこと。

（5）石倉俊治「特定保健用食品の制度化と機能性食品」「薬局」第四十三巻第二号、南山堂、一九九二年、二四一―二四七ページ、マイケル・ヒースマン／ジュリアン・メレンティン『機能性食品革命――高成長企業、ビジネス成功の鍵』斎藤衛郎／飯塚和恵訳、講談社、二〇〇二年、Martijn B Katan,"Health claims for functional foods: Regulation vary between countries and often permit vague claims," *British Medical Journal*, 328(7433), 2004, pp.180-181.

（6）D Swinbanks and J O'Brien,"Japan explores the boundary between food and medicine," *Nature*, 364(6434), 1993, p.180.

（7）前掲『健康の語られ方』

（8）高木和男『社会栄養学』（労働科学叢書）、労働科学研究所、一九七六年、四四―五一ページ

（9）山下政三『脚気の歴史――ビタミン発見以前』東京大学出版会、一九八三年、ｉページ

（10）同書viiiページ

（11）島薗順雄『栄養学の歴史』（「栄養学ライブラリー」第二巻）、朝倉書店、一九八九年

（12）前掲『機能性食品革命』

（13）同書

（14）藤巻正生監修、文部省特定研究食品機能の系統的解析と展開総括班編『文部省特定研究食品機能の系統的解析と展開研究成果報告書』文部省特定研究食品機能の系統的解析と展開総括班、一九八八年、ｉページ

（15）田中健一「特定保健用食品とは何か」「薬の知識」第四十五巻第十号、ライフサイエンス出版、一九九四年、二六二―二六四ページ

（16）荒井綜一「機能性食品」「日本薬理学雑誌」第百十号（補冊）、日本薬理学会、一九九七年、七―一

〇ページ

(17) 前掲『文部省特定研究食品機能の系統的解析と展開研究成果報告書』ｉページ、藤巻正生監修『食品機能——機能性食品創製の基盤』学会出版センター、一九八八年、ｉページ

(18) 前掲『文部省特定研究食品機能の系統的解析と展開研究成果報告書』ｉページ、前掲『食品機能』ｉページ

(19) 小林修平「食品の特定機能成分」「medicina」第三十九巻第二号、医学書院、二〇〇二年、二七〇—二七一ページ

(20) 前掲『文部省特定研究食品機能の系統的解析と展開研究成果報告書』一五七ページ

(21) 同書一八七ページ

(22) 同書一六三ページ

(23) 同書一六三ページ

(24) 同書一八一ページ

(25) 同書一九〇ページ

(26) 同書四五〇ページ

(27) 厚生省編『厚生白書　一九八八年版』厚生統計協会、一九八九年、一八九ページ

(28) 同書一八八ページ

(29) 一九八四年食品機能研究以降も、「機能性食品」をめぐっては産官学共同プロジェクトが次々に組まれている。一九八四年食品機能研究に継続したプロジェクトである、一九八八—九〇年文部省重点領域研究「食品の生体調節機能の解析」、また特定保健用食品第一号となる低アレルゲン米の開発にもあたった九二—九四年文部省重点領域研究「機能性食品の解析と分子設計」がおこなわれた。農林

水産省主導のものとしては、以下のプロジェクトがあった。一九八九年農林水産省特別研究「食品成分の分子構造と機能の解明」、九〇―九三年農林水産省食品流通局共同研究事業「食品機能の変換および高度化技術の開発」（食品製造企業ほか十四社による共同研究）、九一年「新需要創出のための生物機能の開発・利用技術の開発に関する総合研究」、九三―九八年「農林水産物の健康に寄与する機能の評価・活用技術の開発」（十三企業が参加。ビタミンK含有納豆の開発など）。論旨が散漫になることを避けるため、また紙幅の都合によって、これらの連動については割愛する。いずれにしても「機能性食品」をめぐっては、高い行政的関心に基づく「三省でお互いに分担しあって」（大谷八峯「特定保健用食品の新展開――行政の立場から」、日本糖尿病学会監修「日本糖尿病学会総会記録」第三十六号、日本糖尿病学会、一九九四年、六七―七〇ページ）の強力なバックアップがあった。

（30）漆畑稔「特定保健用食品とその制度化に反対する（会議録）」「第二十四回日本薬剤師会学術大会講演要旨集」日本薬剤師会、一九九一年、七二ページ

（31）今田寛睦「特定保健用食品について」「公衆衛生」第五十五巻第九号、医学書院、一九九一年、六一〇ページ

（32）奥恒行「機能性食品から特定保健用食品へ――その消費者への普及と活用法の課題」「栄養学雑誌」第五十一巻第三号、日本栄養改善学会、一九九三年、七一―七二ページ

（33）中村丁次「特定保健用食品の新展開――活用する立場から」、前掲「日本糖尿病学会総会記録」第三十六号、八二ページ、前掲「特定保健用食品とは何か」二六五ページ、板倉弘重「健康食品による未病対策――新しい健康食品制度と特定保健用食品による生活習慣病の予防」「未病の医学」第十八号、医歯薬出版、二〇〇一年

（34）今西二郎「未病の概念」、「医学のあゆみ」別冊「未病の医学」第一号、医歯薬出版、二〇〇一年、

一ページ

(35)中村丁次「特定保健用食品の上手な使い方」「からだの科学」第百九十六号、日本評論社、一九九七年、三二―三五ページ

(36)杉本裕光／西廣昇／加藤英章／河野純／乃村昌臣／関野久邦／長谷川節雄「特定保健用食品の臨床試験の受託について」「臨床薬理」第三十三巻第二号、日本臨床薬理学会、二〇〇二年、三三三―三三四ページ

(37)前掲「機能性食品から特定保健用食品へ」

(38)斎藤衛郎「サプリメント―特定保健用食品」「臨床検査」第四十七巻第七号、医学書院、二〇〇三年、七三六ページ

(39)同論文七三八ページ

(40)前掲「特定保健用食品とその制度化に反対する（会議録）」

(41)前掲「特定保健用食品の上手な使い方」三五ページ

(42)奥恒行「特定保健用食品とその使用法」「臨床栄養」第九十二巻第三号、医歯薬出版、一九九八年、二八八ページ

(43)厚生労働省「保健機能食品等に係るアドバイザリースタッフの養成に関する基本的考え方について」(http://www.mhlw.go.jp/topics/2002/03/tp0313-1.html)［二〇一六年六月十二日アクセス］

(44)「朝日新聞」二〇〇三年十二月六日付

(45)詳細については、柄本三代子「「的確な誤読」への依存――テレビ・コマーシャルに見る健康の科学」（山田奨治編『文化としてのテレビ・コマーシャル』所収、世界思想社、二〇〇七年）も参照のこと。

(46) 日本健康・栄養食品協会ウェブサイト（http://www.jhnfa.org/tokuho-0.html）［二〇一六年六月二十二日アクセス］参照
(47) ここでいう「健康志向食品」とは、特定保健用食品、機能性食品（機能性甘味料など）、健康補助食品、栄養機能食品を総称したもの。
(48) 厚生労働省「「健康食品」に係る制度のあり方に関する検討会の提言について」（http://www.mhlw.go.jp/shingi/2004/06/s0609-1.html）［二〇一六年六月十二日アクセス］
(49) 前掲「「機能性表示食品」制度がはじまります！」参照。
(50) 同ウェブサイト。生鮮食品に機能が付加されている状況についてはここでは割愛する。
(51)「時事通信」二〇一三年十二月五日付
(52)「朝日新聞」二〇一四年六月十四日付
(53) 中西準子『食のリスク学――氾濫する「安全・安心」をよみとく視点』（日本評論社、二〇一〇年）八二―八三ページの、高橋久仁子との対談での高橋の発言。
(54)「宣伝会議」二〇一五年三月号、宣伝会議、八九ページ
(55) 同誌九六―九七ページ
(56) ハウス食品「ニュースリリース　ハウス「唐辛子の力」九月二十六日から全国・全チャネルで新発売」（http://housefoods.jp/company/news/news00003095.html）［二〇一六年六月二十二日アクセス］
(57) 明治「プレスリリース　プリン体と戦う乳酸菌「明治プロビオヨーグルトPA－3」新発売」（http://www.meiji.co.jp/corporate/pressrelease/2015/detail/20150203_03.html）［二〇一六年六月二十二日アクセス］
(58) この好例として挙げうるのが、最近よく見聞されるようになってきた「食育」である。その必要性

が叫ばれるとき、大前提として「食生活の問題」が見いだされなくてはならない。この言説が道徳性や倫理性と強く結ばれている点については論を改めて検証したい。

(59) ライト・C・ミルズ『社会学的想像力』鈴木広訳、紀伊國屋書店、一九六五年

第5章 リスク〝ディス〟コミュニケーション——正しく食べなさい

1▼「食べてはいけない」と風評被害

本章では、第1章で述べた食のマトリクス（四四ページ）のうち、主にD（またはAの一部）に該当するものについて検討しよう。これは前章で扱ったBに該当する事例とはマトリクス上、対極に位置している。次の第6章で、ここまでの議論に通底する構造を明らかにするために本章はある。リスクコミュニケーションの必要が叫ばれ始めた時期に起きた出来事を、テレビニュースがどのように報じたのか具体的に振り返ることによって、メディア外部における現状での問題点を指摘したい。

不確実なことだけが確実なこと

さて、世にいう「食べてはいけない」ものとは何だろうか。それは、汚染や毒性といったハザードや健康被害（リスク）の因果関係がほぼ確定したもの、あるいはそれが疑われるもののことである。食のリスクに関しては、おおむね「ほぼ」「疑い」「現段階では（つまり未来においてはそのかぎりではない）」「現在のデータでは（つまり未来のデータにおいてはそのかぎりではない）」という不確実な余地が残る場合が多い。それはつまり、不確実であることだけが確実なのである。

それだけではなく、たとえ因果関係が確定していたとしても、たとえば水俣病での魚類の水銀汚染と健康被害のように、公式確認から六十年を経ても、被害の実情が網羅的に精査されず、被害規模や被害者が誰なのかの確定がなされないままだったりもする。認定／非認定といった確定をめぐる困難は、残念ながら現在の問題でもある。[1] あるいは、三十年も前に魚を多食したことを証明せよと言われたりする可能性については後述する。

ここでは、「食べてはいけない」という情報に関して、多々ある事例のなかから、日本人にとってはなじみが深い魚、マグロについて考えてみることにする。二〇〇三年に端を発するこの事例は、政府によって出された、特定の食品を名指しした初の摂食制限でもあった。〇三年という時期であることがここでは重要である。理由は二つある。一つ目の理由として、食品安全委員会が内閣府に設置される直前であり、リスクコミュニケーションの必要性と関心が高まっていた時期であること。当時のリスクコミュニケーションの様子を検証することは、その後どのようなリスクコミュニケーションが展開されていったのか、ということを知るうえでも重要な試みであるはずだ。

二つ目の理由は、二〇〇二年三月十五日に大阪地方裁判所で出された判決である。それは、一九九六年に大阪府で起きた病原性大腸菌O-157に汚染されたカイワレ大根に関して、カイワレ大根であると断定するには至っていない段階で政府があいまいな内容を公表したことによって出荷が激減したとして、国に損害賠償を求めた裁判だった。食とリスク、およびその情報に関しての行政責任が問われたものである。ここで重要になってくるのは、主たる情報源となる行政側はいわゆる「風評被害」をこそ最も恐れるという先例になったという点である。風評被害について、関谷直也は以下のように定義している。

ある社会問題（事件・事故・環境汚染・災害・不況）が報道されることによって、本来「安全」とされるもの（食品・商品・土地・企業）を人々が危険視し、消費、観光、取引をやめることなどによって引き起こされる経済的被害のこと。[2]

この定義で使用されている「「本来安全」というのは、「科学的に安全」という意味ではない。あくまで、ある立場の人にとって主観的に安全かどうかということだ[3]」とも述べている。すなわち、安全であるかどうかは主観的に決定されるものであることを前提としている。ここでの議論で、この定義に知見を加えるなら、安全であるかどうかは主観的かつ政治的に決定されるものである、といえるだろう。つまり、どのように決定するのかということが、政治的関心に基づくものであり、政治的課題としてきわめて重要になってくるという意味である。

このように食品安全委員会設置の前後で、何らかの食品の害、あるいは摂食制限を宣言する際に、ある種の配慮が必要であることへの関心が高まっていた。以下で述べる魚介類の水銀汚染の事例は、カイワレ大根訴訟判決直後ということもあり「風評被害」に最大限に留意するとともに、食品安全委員会設置目前ということで今後リスクコミュニケーションをどのように進めていくべきか、大いなる試金石となり教訓となったという意味で重要な事例になったのである。

本章は、安全をめぐる主観的かつ政治的な言説を含みながらリリースされた情報が、マスメディアによってどのように報道され社会的影響を与えたのかについて検証することを目的としている。ここで分析対象としたのはテレビニュースである。文字情報だけでなく映像も音声もともないながら、大衆性、わかりやすさ、アクセスしやすさといった特徴を備えたメディアであること、そのなかで科学的不確実性を多分に内包しながら、科学言説と不可分な食のリスクの影響と不安がどのように語られるのか、という点を分析の視点として重視したからである。もちろん、昨今の状況に鑑みるに、ウェブ上のSNS（ソーシャル・ネットワーキング・サービス）などをはじめとした分析についても今後より重要になってくるだろう。

メディアの内と外、そしてリスク〝ディス〟コミュニケーション

具体的な事例の検討に入る前に、分析の視点についてさらに説明を加えておこう。

健康に関わる何らかのリスクについて、私たちが知るところとなるのは、通常マスメディアを通

した場合が多いだろう。[4] 筆者はこれまで、テレビニュースの分析を通して、健康被害をもたらすリスクがどのように報じられるのか、つまり視聴者でもある国民にいかに伝えられるのか、について考察してきた。[5] 言うまでもなく、限られた時間のなかでわかりやすさと速報性が求められ、時間の制限もあるテレビ報道が、行政府などによるプレスリリースの文言、あるいはその背後にあるデータを一言一句伝えるということは通常ありえない。そこで、何が視聴者の興味を引き付けるのか、情報の取捨選択がおこなわれることになる。[6] その過程については、送り手の「科学的知識の不足」あるいは「センセーショナリズム」「視聴率競争」「コマーシャリズム」といった批判が可能かもしれないし、実際に報道いかんによっては深刻な風評被害が生じることもありうる。

しかし、マスコミュニケーションもまたリスクコミュニケーションに包含される一過程と考えたとき、これらをマスメディアに内在する固有の責任と片付けてしまうことは単純にすぎるのではないだろうか。現在「科学的に不確実なもの」をめぐってさまざまな形でおこなわれているリスクコミュニケーション自体が「科学的不確実性」を内包している。「不確実なもの」についての何らかのアセスメント（評価）は、実はディスコミュニケーションというコミュニケーション不全の可能性をあわせもつことを確認すべきである。換言すると、ニュースのなかの矛盾は、実はソース、あるいは現実の矛盾を反映していることとの検証がここでの目的としてある。リスクコミュニケーションの過程で「科学的正しさ」が占有され、人々に対して「科学的に正しい理解」が求められる。不確実性に関して出された情報を正しく理解するということには、本質的矛盾が内包されているのではないだろうか。

以上に関連して、あふれる科学的説明を前にして疑問を発せられない状態は、いずれにしても回避すべきではないだろうかという関心にも本書は基づいている。疑問に思うこと自体に「正しさ」など必要ない。もちろん、科学的知識の習得は不要であると言いたいわけではなく、高度に専門的な知識だけに「正しさ」が占有されることによるディスコミュニケーションの問題が、リスク言説にはつきまとうことに留意したい。これをリスク言説のリスクといってもいいだろう。そのようなリスクがあるにもかかわらず、不確実性について誰にも責任を問えない構造が作られ、一方でプレスリリースの際に使用される文言の選別といった周到なメディア操作がおこなわれ、他方「消費者」「国民」「市民」は「社会的合意」という言質をとられる。合意を前提としたリスクコミュニケーションの不可能性については第６章でも論じる。

本章での考察は、不確実なものについての「社会的合意形成」はどのようにして可能なのか、という問いの考察へとつながっていく。はたして、不確実なものについて「科学的に正しく理解する」ことは可能なのか、あるいは不確実なものについて「科学的に正しく実践する」ことは可能なのかと問うことと同時に、「科学的正しさとは何か」ということについてもまた十分に考える必要がある。このことは、不確実なものについて疑問をはさむことは「正しく理解していない」ということなのか、との問いとも接続していくことになる。つまり、第３章で言及したローズがいう「真理を多元化し、疑念や論争を導入し、科学を経験や政治や資本主義の領域に位置づけなおす」試みについての考察、ということになる。

2▼事実経過

薬事・食品衛生審議会食品衛生分科会乳肉水産食品・毒性合同部会が二〇〇三年六月三日に開催された。ここではあるリスクについて審議され、私たちの食生活にとって重要な決定が下された。それは、世界的にすでに問題になっていた水銀を含有した魚類を摂食することのリスクであり、結果として、魚種を特定した初めての摂食制限が注意事項として国民に通達されたのだった。水銀を含有した魚介類について、その摂食制限が妊婦に向けて呼びかけられたのだ。キンメダイやメカジキなど、具体的な魚種名が摂食制限対象として発表されたことはきわめて異例だった。

プレスリリース時の言説

二〇〇三年六月三日午後六時の時点で、審議会名によるプレスリリースがおこなわれた際に配布された資料が、以下の「検討結果概要等」と「注意事項」の二点である。(7)

●薬事・食品衛生審議会食品衛生分科会乳肉水産食品・毒性合同部会（平成十五年六月三日開催）の検討結果概要等について

1．本日開催された薬事・食品衛生審議会食品衛生分科会乳肉水産食品・毒性合同部会においいて審議された、魚介類に含まれる水銀に関する安全確保についての審議結果は次のとおりである。

メチル水銀の毒性に関する資料、平成十三、十四年度厚生労働科学研究や各都道府県において実施された魚介類中の水銀濃度に関するデータ、平成十四年度に水産庁が実施したマグロ類の水銀検査結果等に基づき審議された。

その結果、別添のとおり、水銀濃度が高いサメ、メカジキ、キンメダイ、クジラ類の一部（ツチクジラ、バンドウイルカ、コビレゴンドウ、マッコウクジラ）を中心に、妊婦等を対象とした摂食に関する注意事項について取りまとめられた。

なお、妊娠等を除く方々にあっては、すべての魚種について、妊娠等にあっても上記の魚種を除き、現段階では水銀による健康への悪影響が一般に懸念されるようなデータはない。魚介類等は一般に人の健康に有益であり、本日の注意事項が魚介類等の摂食の減少につながらないように正確に理解されることを期待したい。

2．厚生労働省の対応

母子保健関係部局、水産庁及び各都道府県に対し、妊婦等への指導等、本注意事項の趣旨を周知いただくよう通知した。

また、厚生労働省ホームページに掲載するなど、情報提供に努めていくこととしている。

（傍点は引用者）

●水銀を含有する魚介類等の摂食に関する注意事項

多くの魚介類等が微量の水銀を含有しているが、一般に低レベルで人の健康に危害を及ぼすレベルではない。魚介類等は、良質なたんぱく質を多く含み、飽和脂肪酸が少なく、不飽和脂肪酸が多く含まれ、また、微量栄養素の摂取源である等、重要な食材である。

しかし、一部の魚介類等では食物連鎖により蓄積することにより、人の健康、特に胎児に影響を及ぼす恐れがある高いレベルの水銀を含有している。

このため、妊娠している方又はその可能性のある方（ママ）ついては、魚介類等の摂食について、次のことに注意することが望ましい。

これまで収集されたデータから、バンドウイルカについては、一回六十〜八十gとして二ヶ月に一回以下、ツチクジラ、コビレゴンドウ、マッコウクジラ及びサメ（筋肉）については、一回六十〜八十gとして週に一回以下にすることが望ましい。

また、メカジキ、キンメダイについては、一回六十〜八十gとして週に二回以下にすることが望ましい。

なお、妊娠している方等を除く方々はすべての魚種等について、妊娠している方等にあっても上記の魚種等を除き、現段階では水銀による健康への悪影響が一般に懸念されるようなデータはない。魚介類等は一般に人の健康に有益であり、本日の注意事項が魚介類等の摂食の減少につながらないように正確に理解されることを期待したい。

今後とも、魚介類等の中の水銀濃度及び摂取状況等を把握するとともに、胎児への影響に関する研究等を行い、その結果を踏まえ、今回の摂食に係る注意事項の内容を見直すものとする。

（傍点は引用者）

これらの文書が、本章で以下に分析していくニュース報道の主たる情報源となっていく。したがって、これらの言説がどのようなものだったのかということ自体が重要なので、その特徴をここで抽出しておくことにする。これらの資料の特徴のなかでも、本章で関心を寄せるとくに関わりが深い部分と考えられるのが以下である。まず挙げられるのが、①「等」の多用である。断言することを避ける表現、つまり何らかの言及範囲を定めない表現が多用されている。このことは、②摂食制限対象者の不確かさにもつながる。「妊婦等」「妊娠等を除く方々」「妊娠している方等」といった表現がなされている。さらに、③実際にはどのようなハザードが懸念されるのかということへの具体的言及がない。唯一「人の健康、特に胎児に影響を及ぼす恐れがある」の一言である。胎児に対してどのような影響があるのか、についてもふれていない。

〈現在〉の限界と、〈未来〉における不確実性／変更可能性の予期

しかし、食のリスクについて考察する際により重要なのは以下の二点である。

まず第一に「現段階では水銀による健康への悪影響が一般に懸念されるようなデータはない」（「検討結果概要等」（「注意事項」））、「今後とも（略）摂取状況等を把握（略）研究等を行い（略）注意事項の内容を見直すものとする」（「注意事項」）といったように、「〈現在〉の限界と、〈未来〉に

おける不確実性／変更可能性の予期」について言及している点である。このような言説は、「現代階での」科学的限界を示すものであるだけでなく、「新データがでた場合の」変更可能性の予期をあらかじめ政治的に織り込んでおくというコミュニケーション技法でもある。リスク言説の典型例といっていいし、あるいはリスクはそのようにしか語りえない、ということも意味している。そして「限界」と「変更可能性の予期」が含意されている一方で、「健康への悪影響」について否定することが優先されている。健康への悪影響はないと断言しているわけではないが、悪影響を示すデータの存在を否定するというロジックをとっている。

二つ目として「摂食の減少につながらないように正確に理解されることを期待したい」と繰り返している点に注目しよう。つまり「正確に理解する」かぎりで摂食の減少は起こりえず、起こるとするならばそれは正確に理解されていないからである、というロジックになっている。一つ目で指摘したように、「〈現在〉の限界と、〈未来〉における不確実性／変更可能性の予期」について明々白々に言及しながら、「正確に理解する」ということが求められている。そしてここでいう「正確な理解」というのは、要するに「食べる」ということではないだろうか。

このような言説がソースとなってプレスリリースがおこなわれた結果、これをどのようにテレビニュースは情報加工して視聴者に伝えたのだろうか。ここでは、六月三日と四日、五日の報道の一部をみることによって、不確実性をはらむ情報がどのようにリスクを増殖させていくのかを考察する。

3▼実際にはどのように報じられたか

本章で主たる考察対象としたテレビニュースは、プレスリリース当日と翌日、翌々日に報道されたものの一部である（表3を参照）。

首都圏で放送された東京キー局地上波各局であるNHK、日本テレビ（NTV）、TBSテレビ（TBS）、フジテレビ（CX）、テレビ朝日（EX）、テレビ東京（TX）のテレビ番組のなかで、ニュース性がある番組（ニュース、ワイドショー、情報番組など）をモニター対象とし、そのなかで六月三日の審議会報告を取り上げた番組について、モニター会社にモニタリングを依頼して収集したものである[8]。

「ただちに健康に影響が出ることはない」――プレスリリース直後の報道

六月三日十八時のプレスリリース後、最も早くこの話題を報道したのが同日十九時放送開始のNHK『ニュース7』だった。あらかじめプレスリリースの内容を把握していたのだろう。漁場の映像などもすでに含まれている。二分二十三秒という時間内での放送では、プレスリリースされた内容に沿った報道だった。飲食店内で調理人がメカジキをさばいている映像が使用されている。摂食制限が告げられた魚種のうち、番組内でとくに強調されていた魚種はメカジキとキンメダイだった。

表3　分析対象としたテレビニュース

No.	月日	局名	番組名	番組放送時間	出稿時間
1	6月3日	NHK	ニュース7	19:00—19:30	2分23秒
2	6月3日	NHK	ニュース10	22:00—23:25	7分2秒
3	6月3日	NTV	今日の出来事＆SPORTS	23:24—24:28	1分0秒
4	6月4日	NTV	NTV ノンストップニュース	03:50—04:30	1分0秒
5	6月4日	NTV	ニュース朝いち430	04:30—05:30	1分47秒
6	6月4日	NTV	ズームイン SUPER	05:30—08:30	1分39秒
7	6月4日	NTV	さきどり！Navi	10:30—11:25	1分22秒
8	6月4日	NTV	おもいっきりテレビ	12:00—13:55	0分56秒
9	6月4日	NTV	ザ・ワイド	13:55—15:50	2分48秒
10	6月4日	NTV	ニュースプラス1	17:00—19:00	9分5秒
11	6月4日	TBS	ニュースバード	04:00—05:00	0分38秒
12	6月4日	TBS	あさがけウォッチ！	05:00—06:00	0分39秒
13	6月4日	TBS	ウォッチ！	06:00—08:30	2分3秒
14	6月4日	TBS	はなまるマーケット	08:30—10:20	1分29秒
15	6月4日	TBS	ニュースの森	17:50—18:55	3分56秒
16	6月4日	TBS	筑紫哲也ニュース23	23:24—24:20	2分38秒
17	6月4日	CX	めざましテレビ	05:25—08:00	4分59秒
18	6月4日	ANB	朝いち！やじうま	04:55—05:50	0分51秒
19	6月4日	ANB	やじうまプラス	05:50—08:00	1分5秒
20	6月4日	ANB	ワイドスクランブル	11:25—13:05	6分16秒
21	6月4日	ANB	スーパーJチャンネル	16:55—19:00	3分37秒
22	6月5日	NTV	さきどり！Navi	10:30—11:25	7分2秒
23	6月5日	TBS	ニュースバード	04:00—05:00	3分34秒
24	6月5日	TBS	ウォッチ！	06:00—08:30	4分0秒
25	6月5日	CX	とくダネ！	08:00—09:55	6分29秒
26	6月5日	ANB	朝いち！やじうま	04:55—05:50	4分28秒
27	6月5日	ANB	やじうまプラス	05:50—08:00	1分46秒
28	6月5日	TX	TXN ニュースアイ	17:00—17:25	5分4秒

「国が魚の種類を特定し食事指導するのは初めて」であることについて、音声でもテロップでも強調されていた。

また、重要なステークホルダーである日本鰹鮪漁協連合会の常任顧問が生産者代表として登場し、「冷静に対応してほしい」と、風評被害に対する懸念をさっそく述べていた。この人物はこのあとに続く一連の報道で、各局でしばしば登場していた。

同日のＮＨＫ『ニュース10』では、放送時間を七分二秒に拡大し、さらに報道している。放送時間枠を拡大させた分だけ、プレスリリースされた情報以外に独自に取材した素材が多く含まれる内容になっている。スタジオ内を映す画面には、画面に向かって左側に女性アナウンサーと右側に男性社会部記者が登場し、両者の質疑応答とそれに関連した録画によって番組は進行していく。『ニュース7』にみられなかった新たに加えられた情報の主なものとして、水俣病との間接的関連づけと諸外国の状況への言及が挙げられる。

ここで間接的関連づけといっているのは、水俣病との関連を直接的に指摘しているわけではない、という意味である。たとえば、水銀汚染による胎児の影響を研究している専門家に話を聞きにいった様子が録画で登場してくる。その際に、その専門家が勤務する建物の映像が使用されるが、そこには「熊本　水俣　国立水俣病総合研究センター」と表示されている。

諸外国の状況に関しては、画面中央に「イギリスの勧告」として画像が映し出され、そこには注意勧告の対象として「妊婦　授乳中の女性　乳児　十六歳以下の子ども」と表示される。これら対象者は、明らかに日本が注意勧告対象としている人々よりも幅がある。国によってなぜこのような違いがあるのか、という疑問が起こっても不思議ではない。しかし、このことについての説明は番組内ではなされない。日本だけでなくイギリスでも注意勧告が出ていると伝えるだけだ。この番組を視聴してこの矛盾（あるいは説明不足）にどれほどの視聴者が気づいたかは疑問ではあるが、説明されないままに番組は終了する。

少なくともこの時点で、すでに諸外国では、妊婦あるいは妊娠の可能性がある者だけが摂食制限対象者ではなかった。たとえばアメリカでは幼児が含まれ、カナダでは幼児とさらに妊娠可能な年齢の女性も含まれている。[9] このような国による違いは、テレビニュースのなかでもたびたび登場するのだが、なぜこのような違いがあるのか、あるいは世界でいちばん魚を食べるといわれている日本人に対する注意喚起のハードルが諸外国に比べて低いのはなぜか、という素朴な疑問に対する説明はなされない。

また「ただちに健康に影響が出ることはない」という、その後の食を中心としたリスク報道で繰り返される文言が『ニュース10』でも繰り返される点が、ここでの議論についていかに重要であるかは後述する。

以上のように、『ニュース7』と比して放送の枠が拡大され、独自取材に基づく素材が入ってくると、水俣病との間接的関連づけと、説明は不十分であっても注意喚起対象者の幅が広い諸外国の状況への言及など、プレスリリースされた以上の情報が盛り込まれる結果になっていた。これらの情報に関しては、翌六月四日以降さらに具体的に民放各社の報道によって注目され、広く取り上げられていくことになる。

マグロに対する懸念

審議会による発表はもちろん、厚生労働省による説明にも「マグロ」という魚種名は一切登場しなかった。であるにもかかわらず、六月四日になるとキンメダイやメカジキ以上に消費者にとって身近とも思える「マグロは大丈夫なのか」という報道が広がりをみせていく。なぜなら、食物連鎖によって水銀が濃縮され、より大型の魚種により高い濃度で水銀が蓄積されると報道で説明されるからである。そうすると、まさに大型の魚であり、とりわけ私たち日本人にとって最もなじみ深いといっていいだろうマグロが懸念されるのも、話の文脈からして当然といえば当然なのである。これに対しては、厚生労働省の担当課長へのインタビューによって否定されたり、マグロが摂食制限対象魚種に入っていない理由を番組内で検証したりする内容がテレビニュースに登場してくる。

たとえば日本テレビによる報道では、四日夕方の『ニュースプラス１』で初めてマグロに対する懸念が示された。番組内には専門家として消費生活アドバイザーが登場した。先述したような食物連鎖と大型の魚との関係が説明され、その話の流れでこの専門家が「妊婦さんはマグロも食べるのを控えたほうがいい」と述べる。するとただちに男性アナウンサーが「それは早坂さん（専門家の名）の個人的なお考えですか？」と切り返す場面があった。これは番組の流れからして、この専門家はマグロへの懸念を「言わされている」に等しいのだが、言わせたにもかかわらず、その発言の責任は番組としてはとりかねるとして、アナウンサーは個人的見解であるというフレームに収めようとしたのではないだろうか。しかし番組としては、「専門家が専門的な見地から述べた発言である」ということは疑いようもない事実として成立するし、視聴者にとっては「どのような発言があったのか」ということが重要なのであって、「発言の責任がどこにあるのか」といったことの重要度は低いか、あるいは無関心であるにちがいない。いずれにせよ、これらのやりとりに何らかの根拠があるのかないのかについてはふれられない。

また、六月四日のＴＢＳ『ニュースの森』でも、マグロに対する懸念が示された。各種の魚に蓄積されている水銀濃度について図で示し、マグロに蓄積されている水銀量が多いことを指摘する。さらに、ではなぜ今回、摂食制限対象魚種のリストにマグロが入っていなかったのか、という点について以下のように番組内で「検証」している。

要するに、一回に食べる量がキンメダイのほうがマグロよりも多いことを根拠に、マグロがリストに入らなかったことを示すのである。刺し身でよく食べるマグロの一食分は七十グラムでしかないが、煮つけでよく食べるキンメダイは一食分百五十グラムになる、としてマグロの刺し身とキンメダイの煮つけを一皿ずつ秤に載せてみせる。したがって、キンメダイ摂食のほうがよりリスクが高く、マグロは摂食制限対象魚種とならなかった、というわけである。

六月四日のテレビ朝日『スーパーＪチャンネル』では、より時間をかけてマグロに対する疑念を示していた。つまり、キンメダイよりも「水銀含有量がもっと多いサカナ」としてマグロが話題の焦点となる。この話題の締め括りとして最後に一枚のフリップチャートが示された。そこには「マグロ……週四日程度」と書かれている。この記述の根拠となっているのが、番組内に登場した厚生労働省担当課長の「マグロは週四日食べてもまだまだだいじょうぶ」という発言である。このきわめて重要と思われる発言の根拠は、厚生労働省担当課長本人によっても、番組内の誰によっても示されない。この問題に関わる専門家あるいはニュースソースとしてこの担当課長は登場しているわけだが、最後に提示されたフリップチャートによって視聴者に、マグロもまたキンメダイほどではないにしてもある程度の注意が必要であるとの印象を与えた可能性は否めない。

過去のものとしての水俣病の想起

水俣病との間接的関連づけについて先述したが、水銀に汚染された魚の摂食によるリスクを報じる際に、水俣病の映像がしばしば使用されていた。ニュース番組のなかで水俣病がどのように直接的に表象されていたかというと、①不随意運動を繰り返す劇症型患者を映し出すものや、②工場廃水あるいは工場の煙が流れ出す白黒の古い映像だったりした。いずれにしても、過去にそのようなことがあった（起こった）という文脈で説明がなされた。いま現在、水俣病で苦しむ患者がいることや、未認定患者問題があるといったような「現在の問題としての水俣病」についてふれることはなかった。また、劇症型患者の映像が使用されることによって、水俣病とはそのような症状を呈するもの（だけ）であるという認識を強固にした可能性がある。実際には水俣病と診断された人々の症状にはバリエーションがあり、いわゆる劇症型と同じ症状を示すわけではない。このことは、〈水俣病の現在〉への理解を歪ませると同時に、過去のものであると思考停止させ、劇症型こそが水俣病であるとするなら、そうではない症状を呈する水俣病への偏見と無理解へとつながる可能性がある。

後述するが、この件に関するのちのリスクコミュニケーションの場では、水俣病のような症状を呈するものとは暴露量（摂取量）の「オーダー（桁数）が違う」ということが強調される。ここでもやはり劇症型の患者の例が取り上げられる。現在でも「誰が水俣病であるのか」という水俣病の認定に関しては、国の基準と最高裁判決による基準とのダブルスタンダード状態が続いている。つまり、「誰が水俣病であるのか」「水俣病とはどのような症状を呈するものであるのか」ということに関して、見解は統一されていない。いずれにしても、「オーダーが違う」からと説明されるかぎりで、この魚介類の水銀汚染に関して水俣病を想起すること自体が、科学的にみて間違っているということになる。

たとえば胎内で暴露した胎児性水俣病を患う人々は、いまも現実に苦しみながら生きている。その人たちへの想像を断つことは、「科学的」なことなのだろうか。魚類の水銀汚染の報道によって水俣病が想起されることは、少なくとも視聴者にとっては自然なことであって、このことは科学的リテラシーの有無とは無関連であるといってもいいだろう。むしろそれはどう考えても、社会科学的には正しい理解（態度）である。日本人にとってどころか Minamata Disease を知る世界中の人々にとって、水銀汚染をそのように理解するということはきわめて当然のことではないだろうか。この想起自体を科学的に正しくないと断じることは難しい。それどころか、公害とその被害という史実を、たとえ断片的だったとしても知っているという意味で社会科学的リテラシーが高いとさえいいうるはずだ。それは少なくとも科学的リテラシーの欠如に起因する問題ではない。

汚染物質そのものだけでなく、汚染物質がどこから排出されたのか、加害企業も明白であり、医師らも被害の痕跡を強弁しているが、なお健康被害が認められない、という事実さえも知っているかもしれない。国の責任が最高裁判決で認められ、患者認定をめぐる二重基準の解消が促されたとしても、被害者らは現に裁判闘争と分断をいまだ余儀なくされている。

以上の事実をある程度まで知っていれば、政府や専門家がいう「安全」「許容量」をにわかには信じられなくても不思議ではない。信じたあげく未来に何らかの健康被害が現出してもおそらくは誰も責任をとらないだろうし、自ら検証責任を負う可能性さえあるということも私たちはすでに水俣病から十分に学んでいる。そのような過去と知識と経験を、私たちはすでに有している。これについては本章第7節でさらに詳述する。

誰にとってのどのようなリスクなのか

誰にとってのどのようなリスクなのか、ということは、視聴者あるいは国民、消費者にとって非常に重要な点である。自分自身や食をともにする家族に関連することであるかどうかも重要だし、その他の身近な他者にとってリスクであるのかいないか、ということも重要である[10]。

「誰にとっての」という点については、直接的ニュースソース（六月三日の審議会発表）では、先述したように「妊婦等」「妊娠している方等」「妊娠の可能性のある方」といった対象に限定されていた。しかし、ニュースのなかでは、専門家へのインタビューを通してこの対象が拡大していく傾向もみられた。

たとえば六月五日のＮＴＶ『さきどり！Navi』では、前日の四日に一分二十二秒の枠でこの話題についてふれている。つまり、一応この話題の報道は完了していたはずである。しかし、翌日（五日）になってさらに枠を七分二秒に拡大し、番組内で直接専門家にインタビューするなどしてこの話題を膨らませている。そこでは、摂食制限対象者に対して「十二歳以下の子どもについても注意が必要である」ということを専門家の言葉として報道している。また、前日の放送に加えられた情報には、マグロのリスクへの言及も含まれていた。さらに、具体的にはどのような健康被害が起こりうるのかという点については、水俣病の専門家として高名な原田正純医師が登場し「集中力、記憶力など中枢神経に影響を与える可能性」と述べている。この言及は、当初出された注意事項などには明記されていなかった部分だが、おそらくは視聴者あるいは国民が最も知りたいことだった可能性は否めない。

また、六月三日から四日にかけて日本テレビでのニュース報道で多用されたのが、水産庁の建物を下から見上げる映像と「水産庁　魚介類に含まれる水銀について調査→安全基準を超えてないと発表」というテロップだ。そして、その直後に画面は厚生労働省を下から見上げるものに切り替わり「厚生労働省　妊娠中の女性にメカジキやキンメダイなどの摂取量に注意するよう呼びかけた」と述べる。しかし、水産庁によれば「安全基準を超えていない」にもかかわらず、今回厚生労働省から「摂取量に注意する」よう呼びかけがおこなわれたのはなぜか、という点についてはまったく言及がないまま番組は進行して終わる。整然とした説明がなされているようで、実はどのようなリスクなのかということに関してさまざまな矛盾が多々埋め込まれているのがテレビニュースなのである。

4▼リスク〝ディス〟コミュニケーションの本質

さらなる情報提供

以上でみてきたように、テレビニュースによる報道には、数々の説明不足や矛盾が埋め込まれている一方で、二〇〇三年水銀汚染報道に関しては、だんだんとリスクが増幅していく傾向がみられ、次第にセンセーショナルに扱われていくことになった。このことは、メディアあるいはメディア内の特質としてだけ説明することはできない。このような状況を受け、厚生労働省は六月五日に「水銀を含有する魚介類等の摂食に関する注意事項」について、改めて「正しい理解のために」という文書を公表した。その内容は次のようなものだった。

「魚介類等は一般に人の健康に有益であり」この「注意事項が魚介類の摂食の減少につながらないように正確に理解」していただくことに資するよう、改めてその概要をお知らせするものです。

まず、今回の注意事項は、「妊娠している方又はその可能性のある方」のみを対象に作成されたもので、子供の方やこれに該当しない成人の方に対しては、「すべての魚種等について、現段階では水銀による健康への悪影響が一般に懸念されるようなデータはない。」とされているので、安心して「一般に人の健康に有益である」魚介類をバランスの良い食事の重要な要素としてお摂りになれます。(傍点は引用者)

ここでは「〈現在〉の限界」が「現段階では」という文言によって確認できるが、「〈未来〉における不確実性/変更可能性の予期」への言及はない。しかし、前者の存在だけで、後者の言説を示唆することは可能だ。

またさらに、二〇〇三年六月十三日には、厚生労働省医薬局食品保健部が以下のように別途「水銀を含有する魚介類等の摂食に関する注意事項について　Q&A」を作成して、公表することになった。

平成十五年六月三日に公表した「水銀を含有する魚介類等の摂食に関する注意事項」について、正確にご理解いただくように、Q&Aを作成いたしましたのでお知らせします。このQ&Aにつきましては、母子保健関係部局、水産庁、各都道府県及び関係団体に対し、本日付けで送付いたしました。また、厚生労働省ホームページへの掲載作業を現在進めており、週明けには掲載される予定です。(傍点は引用者)

このように、水銀汚染された魚類の話題はなかなか収まりをみせなかったのである。

メディアのなかと外

私たちが日常でリスク情報を受け取る際には、テレビニュースではとくにわかりやすさが追求され、そのように情報加工されているのは当然である。もちろん、ソースの側から情報が流される時点ですでに情報加工はおこなわれている。

マスメディアは、報道可能な時間などといった制約に応じてニュースソースを集める。独自の観点から取材したり、専門家へのインタビューを交えたりもする。その際に、自分なりの視点が入り込むことは当然である。そこには価値観や個人的経験や感覚からくるものも含まれている。しかし、いずれにしても「科学らしさ」に包まれていて、あくまで専門家が科学的知見を述べたというフレームが採用される。ここで問題なのは、実はその個人的見解の部分こそが、視聴者が最も気になる部分である可能性が高いということである。政府見解や政府によるプレスリリースをほとんどそのまま右から左に流すだけでは、不確実性をめぐる知的関心には必ずしも答えられない。

テレビニュースは、その内部に葛藤／矛盾をかかえている。そして、「矛盾するさまざまな出来事を一つにまとめる力」「解釈の一元化を迫る力」「真実として受け入れさせようとする力」と、「いろいろに解釈しようとする力」との闘争の場であるともいえるだろう。このことに関連して、「説明しない」「説明していない」ことのほうが圧倒的に多い。私たちの生活に深く関わることではあるが、私たちには到底知りえない情報である。ならば、そのような情報を積極的にとりにいくべきである、あるいは深く調べることを自分でせよ、という意味でリテラシーが求められるかもしれない。しかし、科学的リテラシーの多寡にかかわらず、そのようなことを日常的におこなうことには限界がある。テレビに限らず、SNSといったものも含め何らかのメディアを通してリスク情報を収集せざるをえないのだが、その際の「わからなさ」「理解できなさ」は、「視聴者」あるいは「素人」「消費者」の責任ではなく、リスクコミュニケーションに内在するディスコミュニケーションの本質であることを示している。

もはや定番といっていい「ただちに健康に影響が出ることはない」というリスク言説は、「ただちに」ではないかもしれないけれど「そのうちに」かもしれない、という読みに開かれている。すなわち「〈現在〉の限界と、〈未来〉における不確実性／変更可能性の予期」を示唆するものだ。食のリスクに関してはとくに、政府も生産者も専門家も消費者も含むすべてのステークホルダーにとってこのリミットはまぬがれられない。したがって、リスクコミュニケーションの過程におけるディスコミュニケーションというリミットをどのように解釈するのか、責任を逃れることに活用するのか、不信の増幅にどうつながるのか、防御に走ることになるのか、防御に走る人々の糾弾に活用するのか、ということこそがリスクをめぐるコミュニケーションにとって重要なテーマになってくるのだ。この議論については第6章で再度戻ることにする。

5▼〈現在化した未来〉における変更可能性

マグロもやはりそうだった

繰り返しになるが、ここまで水銀汚染の事例で述べてきたことは、カイワレ大根訴訟判決直後であり、二〇〇三年七月一日に食品安全委員会が設置される直前の動きである。初の摂食制限を出すにあたって、最も危惧されていたのが「風評被害」だったことは自明である。

食品安全委員会が設置された後の二〇〇五年六月に出された「「魚介類等に含まれるメチル水銀に係る食品健康影響評価（案）」のポイントについて」によると、〇四年七月二十三日に厚生労働大臣から食品安全委員会委員長に「魚介類等に含まれるメチル水銀に係る妊婦等を対象とした摂食に関する注意事項の見直しについて検討するため」、①メチル水銀の耐容摂取量の設定と、②胎児、乳幼児がハイリスクグループに含まれるか、ということについて評価依頼があったとのことだ。これを受けて、汚染物質専門調査会に調査審議を求めたという。

何が変わったのかといえば、摂食制限対象魚種のリストにマグロも入ったのである。先述したように、あれほどマグロは摂食制限する必要はないと強弁していたにもかかわらず、その二年後にはリストに入っていたのである。[11] 後から考えるなら、素人たちや一部の専門家たちの「マグロも危ない」という懸念は現実のものになったのである。しかし、水俣病との関連性を否定するために水俣病との差異が「オーダーが違う」と強調され、「科学的に正しく理解」「風評被害が起こらないように」という言説は変わらない。

先述したように、テレビ放送での「客観性」や「中立性」はそもそも幻想にすぎないのではあるが、それを標榜したいとき、何がおこなわれるか。最もてっとり早いのは、「公的な見解」（ほとんどの場合政府による広報）をそのまま放送する、というやり方である。実はマグロもやはり摂食制限対象リストに入ることが報道された二〇〇五年には、この情報が一元化される傾向が強くなっていた。その後、政府はリスクコミュニケーションの政策・技術を研磨していくことになる。

食品安全委員会の設置とリスクコミュニケーション

本章で扱った水銀汚染に関しては、食品安全委員会設置以降さまざまなリスクコミュニケーションが開催されている。たとえば、二〇〇五年七月十四日に大阪で開催された食品安全委員会主催「食品に関するリスクコミュニケーション——魚介類等に含まれるメチル水銀に係る食品健康影響評価に関する意見交換会」でのリスクコミュニケーションとは、「健康影響評価（案）」を通して「お互いを知り合う」ことだった。

〇五年八月四日には食品安全委員会から厚生労働大臣へ、「魚介類等に含まれるメチル水銀に係る食品健康影響評価の結果」が通知されている。[12] これは、〇四年七月二十三日に受け付けられたものへの回答である。内容は、ハイリスクグループに含まれるのは胎児（妊娠している方もしくは妊娠している可能性がある方が対象）、耐容週間摂取量はメチル水銀二・〇μg／kg体重／週（Hgとして）、といったものだ。

また八月二十四日（大阪）と二十五日（東京）に、厚生労働省による「食品に関するリスクコミュニケーション――妊婦への魚介類の摂食と水銀に関する注意事項についての意見交換会」が開かれた。会場で配布された「意見交換会に参加いただいた皆様へ」という資料には、リスクコミュニケーションについて「関係者が情報を共有した上で、（略）社会的な合意形成の道筋を探ろうというもの」と明記されている。

ここで重要なのは、「悪影響」とされるのは「音を聞いた場合の反応が千分の一秒以下のレベルで遅れる」程度のものであるという表現がリスクコミュニケーションの場で繰り返し強調されることによって、水俣病の記憶との切断が見事に成功したことである。またこのことによって、国民に対してはさらに「科学的に正しい理解」が求められることになった。しかし、国による「水俣病とは違う」という言説は、水俣病の認定に関してダブルスタンダード状態にある現状において少なくとも科学的というよりも、むしろきわめて政治的なものとして考えなければならない。

ところで、しばしばステークホルダーとも称される関係者のマジョリティーは、消費者でもある国民であることに疑いはない。しかし、実際のリスクコミュニケーションの場から国民あるいは消費者は排除されたまま、形だけの「社会的合意形成」がなされているといわざるをえない。なぜなら、リスクコミュニケーションの開催について広く告知されているとはいえず、その場でおこなわれたことが報道されることも少ない。したがって、まめに政府広報をチェックするなどして積極的に強い関心をもった人々だけが参加可能である、といっても言い過ぎではないだろう。消費者あるいは市民代表として参加しているのは消費者団体の代表だったりもするが、はたして広い意味での消費者を代表しているといえるのかという点についても疑問が残る。

〇五年十一月二日には「妊婦への魚介類の摂食と水銀に関する注意事項の見直しについて（概要）」が厚生労働省医薬食品局食品安全部基準審査課から出ている。この文書には各ページごとに丁寧に「本注意事項については、いわゆる風評被害が生じることのないよう正確な御理解をよろしくお願いします」と明記されている。

翌二〇〇六年六月五日に東京で開催された「食品に関するリスクコミュニケーション」（主催：食品安全委員会、厚生労働省、農林水産省）では、「リスクコミュニケーションはいかに食育に貢献できるか」という趣旨で開かれている。このリスクコミュニケーションでは、食品安全委員会によって作成された「気になるメチル水銀——妊娠中の魚の食べ方」というビデオが上映されたのだが、このように「社会的合意形成」を目指すリスクコミュニケーションはさまざまな様相を呈してきている。そもそもリスクコミュニケーションとはどのような理念のもとに誕生したのか。

6▼政策・技術としてのリスクコミュニケーション

今日、第4章第5節（一四二ページ）で述べた「科学的正しさイデオロギー」を制度的に支えるため、重要な装置となっているのがリスクコミュニケーションであるといっていい。先述したように、情報の一元管理が進むなか、リスクコミュニケーションは政策・技術として着々と「改良」されてきている。

その過程についての検討に入る前にまず、「理念としてのリスクコミュニケーション」と、「政策・技術としてのリスクコミュニケーション」とを分けて論じる必要があることについて述べておこう。リスクを統治していく際には、専門家による一方的な指示判断では困難であることの気づきによって、後述するようなあるべき「理念としてのリスクコミュニケーション」が打ち出された。それをふまえた「政策・技術としてのリスクコミュニケーション」は具体的政策の一環として、たとえば日本では先述したように食品安全委員会の設置を一つの契機として、近年、政府主導によって進められてきた。これは特殊なコミュニケーション技術として政府によってスキルアップが図られている。[13]そのことが私たちにとって何を意味するのか、技術的側面も含めて考察する必要がある。

もちろん、「政策・技術としてのリスクコミュニケーション」にも、「理念としてのリスクコミュニケーション」は組み込まれている。しかし、政策というのは現実に行使されるものであり、その際に理念は変容している可能性がある。この変容可能性について考察するためにも、二者を分けて論じる必要があるのだ。

理念としてのリスクコミュニケーション

そもそもリスクコミュニケーションは、どのような理念のもとにその必要性が認められてきたのだろうか。

リスクコミュニケーションの源流であるリスク管理に関する研究の必要性が認識されることによって、一九八三年にアメリカ研究審議会（NRC: National Research Council）が報告書「連邦政府におけるリスク評価――その過程を管理すること」を作成し、八六年に最初のリスクコミュニケーションに関する全国会議（National Conference on Risk Communication）が開催された。この流れのなかで、リスクコミュニケーションについて体系的に論じた『リスクコミュニケーション――前進への提言（Improving Risk Communication）』[14]が一九八九年に出た。そのなかではリスクコミュニケーションについて以下のように述べている。

リスクコミュニケーションは、個人とグループそして組織の間で情報や意見を交換する相互作用的過程である。それはリスクの特質についての多種多様のメッセージと、厳密にリスクについてでなくても、関連事や意見またはリスクメッセージに対する反応とかリスク管理のための法的、制度的対処への反応についての他のメッセージを必然的に伴う。[15]

また、「リスクコミュニケーションの成功により、論争上の問題が結果的に一致する必要もないし、また個人的行為が統一される必要もない[16]」とも述べている。すなわち、相互作用的過程であることと、個人的行為の一致が目的ではないことが確認されている。さらに「理念としてのリスクコミュニケーション」の一例として、たとえば農林水産省のウェブサイトにはアメリカの疾病管理予防センターのウェブサイトに掲載されているものを翻訳した

「健康に関するリスクコミュニケーションの原理と実践の入門書」があり、「リスクコミュニケーションの七大原則」の一つを以下のように紹介している。[17]「国民を協力者として受け入れ参加させる。目標は、知識ある国民を養成することであり、国民の不安を払拭したり行動を変えることではない[18]」。行動を変容させることが目的ではないという点について明確に参照している点がここでは重要である。

以上のような理念のもとに、リスクコミュニケーションの定義にはほとんどの場合「対話」「議論」「情報共有」「相互理解」という文言が並び[19]し、「リスク・コミュニケーションは、一定の方向に相手を説得することを目指しているのではない[20]」ことがたびたび指摘される。

実際のリスクコミュニケーション

では実際のリスクコミュニケーションはどのように実施されるのだろうか。

たとえば、二〇一四年三月十八日に東京で開催された「食品に関するリスクコミュニケーション食品中の放射性物質に関する現状と今後の取組——正確な理解のために」（主催：消費者庁、内閣府食品安全委員会、厚生労働省、農林水産省）では、専門家による冒頭の基調講演「放射線の健康影響〜食品の安全性について考える」で、被曝を恐れて子どもを外で遊ばせないなどといった「不安を実際にどのように管理していくか…（外で遊ばないと運動能力が下がる、肥満の問題も）いったいなにから自分たちの健康を守ろうとしているのか考える必要がある」との説明があった。そして「福島の放射線状況のまとめ」として「放射線によるリスクのみを特別扱いして、その他のリスクを高

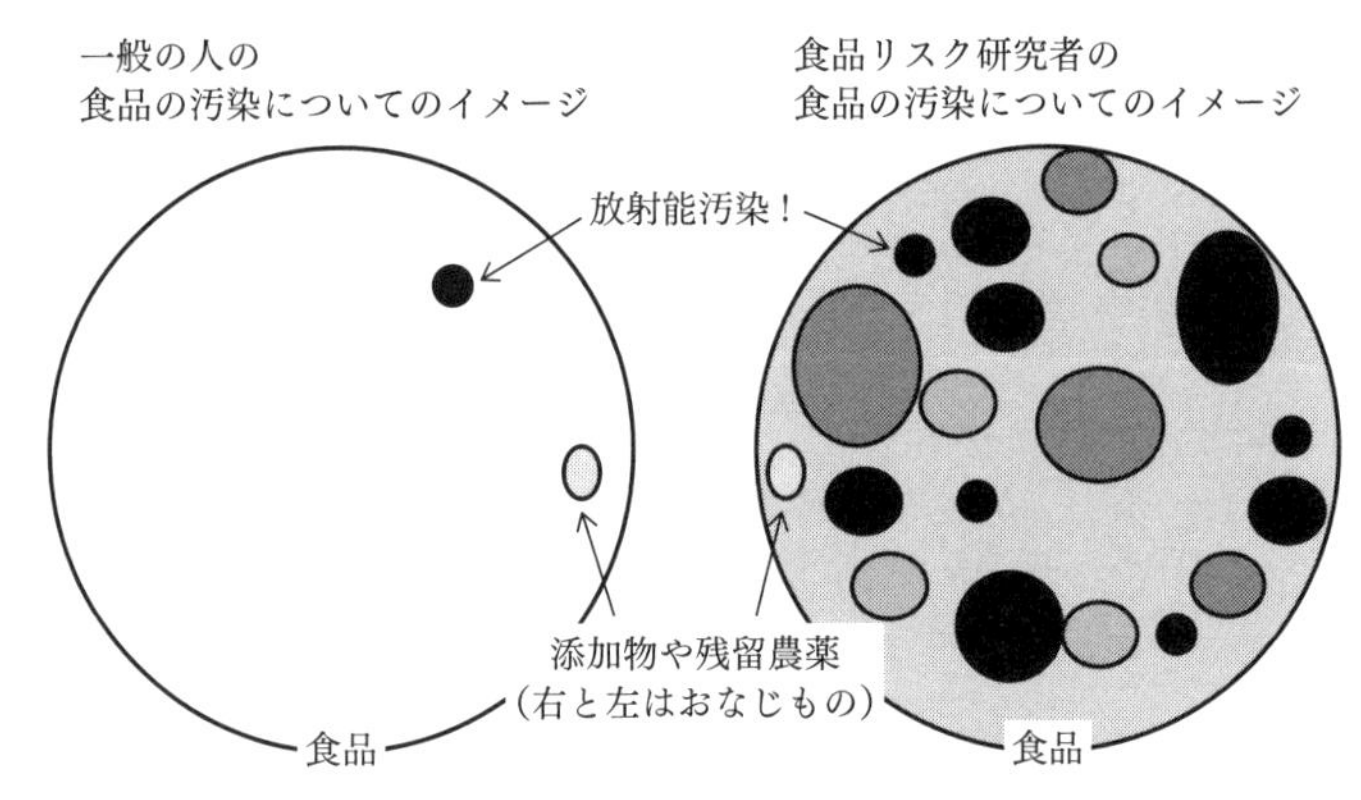

図4　リスクコミュニケーションの場で使用される「食品の汚染のイメージ図」
（出典：畝山智香子『「安全な食べもの」ってなんだろう？――放射線と食品のリスクを考える』日本評論社、2011年、13ページ）

めてしまわないように、バランスをもった判断が求められている」と述べられた。また、パネリストの一人である消費生活コンサルタントの「消費者が求める放射線リスクを理解するための情報とは」では、畝山智香子『「安全な食べもの」ってなんだろう？』[21]の図4を参照しながら、「放射線リスクのみでなく、食品の発がんリスクについて知り、現実的なリスクが考えられる力を身につける」[22]と提言している。以上は行動変容を促すものと解されるだろう。

したがって、総じて「不安を解消させるための」「行動を変えさせるための」リスクコミュニケーションだったといっていいだろう。ところで、二〇一六年三月十八日に日本学術会議講堂において食品安全委員会主催で開催された「食品安全の明日をともに考える国際シンポジウム」でもこの図4は「食品安全確保のためのリスクコミュニケーションについて――これまでの経験から」と題して提示されている[23]。このようにたびたび参照されるこの図は、食品に関する現行リスクコミュニケーションの性質を理解するうえで重要な図式となっている。このことについて第6章でさらに詳述する。

　政府は、食の問題が数々生起するなかで、とりわけ東日本大震災以降着実にリスクコミュニケーションの腕を上げてきている。それは別の言い方をすれば、私たちのリスクに関する知識を形成する情報操作に関して巧妙になってきているといってもいいかもしれない。少なくとも、現況のリスクコミュニケーションで重要なのは「科学的正しさ」であり、その正しさのもとで人々の行動をジャッジし、間違っているということになればその行動を変容させることが目的化しているといわざるをえない。そしてその正しさのもとに行動する者たちは、なるほど「よき市民」と認められるだろう。しかしこれは、ローズがいう「上から」市民を作り上げる戦略であり、リスクにおいては不可避である「真理の多元性」、あるいは「〈未来〉における不確実性／変更可能性の予期」を封じ込めることになる。

　またさらに、リスクコミュニケーションという新たに創造された〝場〟に、人々を形／名目だけでも引っ張り込むことは、個人的に所有するリソースによって個別にリスクを処理するということの規範化を意味する。つまり、リスクコミュニケーションという特殊なコミュニケーション形態は、少なくとも現状においてある種の人々を前提としていない。第3章で検討したように、そこで「よき市民」としての役割を果たせる人々はそもそも限定的なものとして想定されているのではないか。マッチポンプ的ではあるのだが、そのような素人観がリスクコミュニケーションの正当性と存在意義を支えていて、一方で「だからこそリスクコミュニケーションが必要である」ということになってくるのだ。少なくとも現状で、リスクコミュニケーションは必然的に「よき市民」の外部を作り出していると言わざるをえない。

先述したように、積極的に意見を述べることが期待されている市民としての声は「市民の意見を集めた／聞いた」という事実でだけ意味が与えられるにすぎない。パブリックコメントがその好例である。そこで集められた市民の意見が、その後の政策にどれだけ反映されてきただろうか。現実には「意見を聞いた」というアリバイづくりに終始していないだろうか。このことは「市民」の積極的活用がむしろ「市民」の形骸化をもたらしていることを意味している。リスクコミュニケーションの文脈で「市民」という言葉が好んで規範的に使用されるとき、市民の外部が作り出されると同時に市民が形骸化され、場合によっては私たちの真に目指すべき先述の規範性Ⅰに該当するシティズンシップの略奪が実行されている可能性があることに留意が必要だ。

知識の非対象性

政策・技術としてのリスクコミュニケーションで、専門家と素人たち（ほとんどの場合「市民」と称される[24]）は〝同じ〟プレーヤーとして、等しく「ステークホルダー」あるいは「アクター」という役割が与えられる。しかし、その疑似対等性についてここで考えたい。当該リスクに関して、少なくともその知識の多寡という点で「専門家」と「市民」は決して対等にはなりえない。市民がこの件に対して、専門家と対等な知識を有するのであれば、そもそもリスクコミュニケーションの前提は崩れ、意義は認められないはずだ。したがって、リスクコミュニケーションの成立要件の一つとして、知識の非対称性がある。

その非対称的立場で成立する（させようとする）コミュニケーションでの「双方向性」とは、いったい何を意味するのだろうか。

たとえば柔道黒帯の者が、体育の授業で初めて柔道をやってみた人から教わることとは何だろうか。そこで柔道黒帯が変容させる態度とはどのようなものだろうか。それはせいぜい「初心者に対する教え方」であり「へたな教え方」から「よりうまい教え方」への変容である。へたな者を相手にしても柔道そのものには何ら影響しないはずだ。となると、より教え方がうまくなるという技術的態度変容しかない。一方、柔道初心者は少し柔道がうまくなる。柔道そのものに関して変容が起こる。したがって、それぞれの立場での「態度変容」あるいは「変えるべきとされる態度」はそもそも本質的に異なるのではないだろうか。この意味で、当然のことながら「対等」など非現実的だ。

つまり、リスクコミュニケーションによって専門家が得られるのは、少なくとも現行では「どうしたら正しく理解させることができるのか」という技術的成果にすぎない。本書は科学的知識の習得を否定することを意図していないことは繰り返し述べている。ここで論じているのは、科学的知識の理解度とはまったく性質が異なる実践的行為の問題である。以上については第6章で異なる視点から改めて考察する。

7▼〈現在化した未来〉で負わされる責任

本章では、「〈現在〉の限界と、〈未来〉の不確実性／変更可能性の予期」について、魚の水銀汚染を事例として考察した。その過程で水俣病を想起せざるをえないことについても述べたのだが、「水銀汚染」という共通項以外で、食のリスクというより広い概念で、再度〈水俣病の現在〉について考えてみよう。広く食のリスクと健康被害について考える際に、〈過去のものとしての水俣病〉ではなく、〈水俣病の現在〉という事例は大きな示唆を与えてくれる。私たちは〈現在〉の教訓として水俣病を想起すべきなのである。

「現段階では」「現時点では」「ただちに人体に影響を及ぼす数値ではない」と「〈現在〉の限界」が繰り返されたその〈現在〉から遠く離れた未来で、実際に食に関連した健康被害が出た場合、その遠い〈未来〉という時間的距離はどのように処理されるのだろうか。このことに関して重大なる知見を与えてくれるのもまた水俣病なのである。

「過去の多食を自ら証明せよ」

二〇一三年四月十六日に水俣病認定に関する最高裁判決（いわゆる溝口訴訟、Ｆさん訴訟）が出た。そこでは国や県による患者を認定する際に用いられる基準の不適切さが指摘され、「総合的検討の重要性」が判決の趣旨として提示された。これを受けて、総合的検討のあり方を整理したとして、一四年三月に環境省が出したのが「公害健康被害の補償等に関する法律に基づく水俣病の認定における総合的検討について」（いわゆる「新通知」）である。そのなかで示されている「総合的検討の内容」には以下のように書かれている。

申請者の有機水銀に対するばく露については、まず、申請者から、申請者が有機水銀に汚染された魚介類を多食したことにより有機水銀にばく露したとしている時期（以下「ばく露時期」という。）並びに申請者のばく露時期の食生活（摂取した魚介類の種類、量、時期を含む。）及び魚介類の入手方法を確認すること。[25]

これについてはさらに「できる限り客観的資料により裏付けされる必要がある」とされている。すなわち、申請者が当該時期の多食を、客観的データをもって証明しなければならない、ということなのだ。たとえば「申請者の体内の有機水銀濃度（汚染当時の頭髪、血液、尿、臍帯などにおける濃度）が把握できる場合には、それがどの程度の値かを確認すること」と同通知にある。水俣病患者だと認定されるためには、数十年前の過去に、そのようなデータを未来へ向けてとっておく必要があった、と言っているに等しいのだ。過去に具体的な健康被害が自覚されていなかった場合でも、未来に健康被害とその救済措置申請を認めさせようとするなら、暴露当時のデータを自ら集めておく必要があったということなのである。

この「新通知」に対して、水俣病溝口訴訟原告と弁護団は、二〇一四年三月二十八日に環境大臣と環境省特殊疾病対策室長へあてて「抗議文」を出している。そこには次のように書かれている。

二〇一四年環境省通知は、「総合判断」の名の下に、メチル水銀に汚染された魚介類の摂取歴など、メチル水銀ばく露の確認を細かく求めるなどして、逆により厳しい要件を求める内容になっており、救済の途は狭められている。以下にこの通知の問題点について述べる。
①まず、体内の水銀濃度を測った資料はほとんど存在しない。当時の毛髪、へその緒、尿、血液などからメチル水銀濃度の確認を求めているが、何十年も前の毛髪や尿を保存している人が存在する可能性は極めて低い。これらの資料の提出を求めることは、まさに患者に不可能を強いるものである。また、魚介類の摂食状況を示す客観的な資料が存在する可能性も極めて低い。資料がなければ、存在しないとして簡単に切り捨てられるおそれがある。[26]

この事例からただちに想起されるのは、たとえば原子力発電所事故による被曝の事実を、放射線量が高い食品を摂取したことによる何らかの健康被害として訴える際には、同様のことが起こりうるのではないかという危惧である。そうなった場合、水銀汚染をはるかに上回る困難が被害者側の立証責任としてともなうだろうということだ。

「よき市民」は〈現在〉においてデータを集めない

このように私たちは不確実性の余地が必ず残る未来に対して、「現時点でのデータ」を自ら確保しておくことが求められているのかもしれない。しかし、現段階では少なくとも安全だといわれ「ただちに健康に影響を及ぼすものではない」とされていることについて摂食を控えたり、不信を抱いたあげくに「現時点でのデータ」を集めるという行為は、期待される「よき市民」として規範性IIを欠いたものとみなされるだろう。つまり科学的リテラシーを欠き正しく理解していないことになる。しかし、福島第一原子力発電所の事故をきっかけとして各地にできた放射能測定室とそこに関わる人々のように、規範性Iを発現するための素地になるのかもしれない。「なぜか」「本当なのか」を封じ込めようとする力を看破する批判精神は、第3章第4節（一〇一ページ）で述べた「放射能から子どもを守る母親の会」のように、混沌とした日常生活のなかで感じたこと、経験したこととの「違和感」を直截に表現することから始まるのではないだろうか。

「科学的正しさ」も、さまざまな政治的条件によって協議され合意された結果である。一方で、日常生活の細部にわたって「よき市民」としての「正しい選択」が強要される時代に、さまざまな自己責任が個人に課せられてきている。素朴に「なぜか」と問いを発することこそがますます重要になってきているはずだ。

本章で問題にしたいのは「水銀汚染のリスクが否定されないかぎり健康被害の可能性があり、したがって摂食を控えるべきである」ということではない。晩発的な被害だけが想定される食品のリスクについて、先述したような表現にせざるをえない点は認めるしかない。しかし、私たち消費者は、当該リスクだけではなく、同時に別のリスクにもさらされている事実を考えざるをえないというリスクについてここで指摘しておきたい。別のリスクとは、①後日出た体調不良などについて加工や流通の過程が複雑化している現在において、その原因をある食品に特定して責任を問うことは困難である、②もし仮に、幸運にも食品を特定できたとして、その立証責任を負うのは誰かという問題がある。先の図4によって提示されるような「たくさんのリスクにさらされているからその一つに留意するのは間違っている」という言説が、①と②の状況を無条件に受け入れさせることに寄与するという点について次の章でさらに検討しよう。

注

(1) 現在の水俣病患者・被害者の健康状態や意識については、「朝日新聞」二〇一六年四月三十日付で報道された「水俣病公式確認六十年アンケート」などを参照のこと。

(2) 関谷直也『風評被害——そのメカニズムを考える』(光文社新書)、光文社、二〇一一年、一二ページ

(3) 同書二七ページ

(4) 環境リスクとメディアとの関連性については、Eleanor Singer and Phyllis M Endreny, *Reporting on Risk: How the Mass Media Portray Accidents, Diseases, and Other Hazards*, Russel Sage Foundation,

1993, Allan, Adam and Carter, *op.cit.*, 地球環境戦略研究機関編『環境メディア論』(「ＩＧＥＳ地球環境戦略研究シリーズ」第三巻)、中央法規、二〇〇一年)、Stuart Allan, *Media, Risk and Science*, Open University Press, 2002 などを参照のこと。

(5) 柄本三代子「動物由来感染症に関するリスクコミュニケーション研究」(『大規模感染症発生時の効果的かつ適切な情報伝達の在り方に関する研究——研究報告書：平成十六年度厚生労働科学研究費補助金新興・再興感染症研究事業』所収、順天堂大学医学部公衆衛生学教室、二〇〇五年)、および前掲「新型インフルエンザ・パンデミックへのカウントダウン」、柄本三代子「被ばくの語られ方——テレビジョンにおける「現在」の理解」(「社会学評論」第六十五巻第四号、日本社会学会、二〇一五年)などを参照のこと。

(6) Jenny Kitzinger, "Researching risk and the media," *Health, Risk & Society*, 1(1), 1999.

(7) 厚生労働省「薬品・食品衛生審議会食品衛生分科会乳肉水産食品・毒性合同部会(平成十五年六月三日開催)の検討結果概要等について」(http://www.mhlw.go.jp/shingi/2003/06/s0603-3.html)[二〇一六年六月十九日アクセス]

(8) なお、本章で使用し分析する情報番組は、厚生労働科学研究費補助金「健康保護を目的とした食に関するリスクコミュニケーションの進め方に関する研究」(丸井英二研究代表〔順天堂大学〕二〇〇三—〇五年)において収集したデータであり、分析内容はその研究成果の一部である。

(9) 厚生労働省「各国の注意事項の比較」(http://www.mhlw.go.jp/shingi/2005/08/dl/s0812-3b4a.pdf)[二〇一六年六月二十二日アクセス]

(10) 柄本三代子「情報リソースとリスク」「人びとのリスク意識とその源泉～情報リソースとの関連からみたリスク認知と態度決定」『READ研究会活動報告書　現代社会におけるリスク・不安意識と情

報リソースとの関係――グループ・インタビューの調査結果から』所収、二〇〇八年、柄本三代子「リスクをめぐる認知と行為選択についての語り――情報リソースの多様性と非合理性についての考察」「社会学年誌」第五十一号、早稲田大学社会学会、二〇一〇年、参照

(11) アメリカでは二〇〇一年からツナ缶詰とビンナガマグロが、イギリスでは〇二年からマグロの缶詰とマグロステーキが、カナダでは〇二年からマグロが、といったように諸外国ではすでにマグロも摂食制限リストに入っていた。厚生労働省「参考資料 No.4-1 各国における注意事項の比較」「薬事・食品衛生審議会食品衛生分科会乳肉水産食品部会(平成十七年八月十二日開催)配付資料一覧」(http://www.mhlw.go.jp/shingi/2005/08/s0812-3.html)[二〇一六年六月二十二日アクセス]

(12) 食品安全委員会「通知文書」(http://www.fsc.go.jp/hyouka/iken.html#04)[二〇一六年六月二十二日アクセス]

(13) たとえば二〇一四年五月二十三日から食品安全委員会により「リスクコミュニケーションのあり方に関する勉強会」が開催され、一五年一月二十八日からは同じく食品安全委員会によって「リスクコミュニケーションのあり方に関するワーキンググループ」が立ち上がっている。一四年三月二十七日には文部科学省管轄下で安全・安心科学技術及び社会連携委員会によって「リスクコミュニケーションの推進方策」が出されている。

(14) National Research Council 編『リスクコミュニケーション――前進への提言』林裕造/関沢純監訳、化学工業日報社、一九九七年

(15) 同書二五ページ

(16) 同書三二ページ

(17) リスクコミュニケーション創成期からの流れとその理念については、前掲『リスクコミュニケーシ

ョン』、前掲『リスクコミュニケーションの最新動向を探る』も参照のこと。

(18) 農林水産省「リスク情報提供の七大原則」「健康に関するリスクコミュニケーションの原理と実践の入門書」(http://www.maff.go.jp/j/syouan/seisaku/risk_analysis/r_risk_comm/index.html)［二〇一六年六月二十二日アクセス］

(19) 前掲『リスクコミュニケーションの最新動向を探る』、平川秀幸／土田昭司／土屋智子『リスクコミュニケーション論』(〔「シリーズ環境リスクマネジメント」第五巻〕、大阪大学出版会、二〇一一年)、宇於崎裕美／掛札逸美『人と組織の心理から読み解くリスク・コミュニケーション——対話で進めるリスクマネジメント』(日本規格協会、二〇一二年)も参照のこと。

(20) 吉川肇子編著『健康リスク・コミュニケーションの手引き』ナカニシヤ出版、二〇〇九年、九―一〇ページ

(21) 畝山智香子『「安全な食べ物」ってなんだろう？——放射線と食品のリスクを考える』日本評論社、二〇一一年

(22) 森田満樹「消費者が求める放射線リスクを理解するための情報とは」(http://www.caa.go.jp/jisin/r_commu/pdf/140318_tokyo_5.pdf)［二〇一六年六月二十二日アクセス］

(23) 畝山智香子「食品安全確保のためのリスクコミュニケーションについて——これまでの経験から」(http://www.fsc.go.jp/fsciis/attachedFile/download?retrievalId=kai20160318ik1&fileId=130)［二〇一六年六月二十二日アクセス］を参照のこと。

(24) たとえば前掲の文部科学省安全・安心科学技術及び社会連携委員会「リスクコミュニケーションの推進方策」四ページなどを参照のこと。

(25) 衆議院調査局環境調査室「水俣病問題の概要」(http://www.shugiin.go.jp/internet/itdb_rchome.nsf/

html/rchome/Shiryo/kankyou_201506_minamata.pdf/$File/kankyou_201506_minamata.pdf)［二〇一六年六月二十二日アクセス］、一九九ページ

（26）溝口さん（水俣病認定）棄却取消・義務付け行政訴訟のウェブサイト「環境省 抗議文 二〇一四年三月二十八日」(http://homepage3.nifty.com/mizogutisaiban/tentativeness/protest-e20140328.htm)［二〇一六年六月二十二日アクセス］

第6章

永遠のゼロリスクと禁断のゼロリスク
――正しく消費しなさい

1▼消費者市民社会の狭隘さ

第4章で述べたように、マトリクスBやCにあたる現行の保健機能食品制度およびいわゆる健康食品なる商品と市場は、私たちの誤読や永遠のゼロリスク＝手の届かない〈責務／目的としての健康〉への〈無限の妄想〉を含む価値を前提とすることによってはじめて成立が可能になっている。その前提に大いに依存した言説戦略が跋扈する状況がある一方で、第3章で検討したような「上から」権威づけられた規範性Ⅱを前提とした「よき市民」の一バージョンである「消費者市民」の養成がもくろまれている。このことは何を意味しているのか。

生産者の社会から消費者の社会へ

二〇〇八年六月二十七日に自民党の福田康夫内閣で「消費者行政推進基本計画――消費者・生活者の視点に立つ行政への転換」が閣議決定された地点から考察を始めてみよう。これは要するに、新たに消費者庁を設立することの必要性が掲げられたものである。その「はじめに」では、以下のような「今後の方向性」が示される。

規制緩和など市場重視の施策が推進されるようになった。その結果、今や「安全安心な市場」、「良質な市場」の実現こそが新たな公共的目標として位置付けられるべきものとなったのである。それは競争の質を高め、消費者、事業者双方にとって長期的な利益をもたらす唯一の道である。[1]（傍点は引用者）

このように「市場重視の施策」の結果として「安全安心な市場」が重視されるという前提に注目したい。その前提のもとで国民が国家によって「消費者」と位置づけられるかぎりで、その利益は「事業者の利益」と一体化され、ともに新自由主義経済市場で「競争の質を高め」合う協力的存在となる。「安全安心」として語られる領域もまた市場の論理に組み込まれ、私たちは消費者として、利益をもたらす存在として振る舞うことが期待されている。逆に言うなら、事業者の利益を損ねる国民の権利については度外視されている。マトリクスAやDに該当するような、市場の失敗による被害、すなわち〈権利／手段としての健康〉の棄損可能性のことである。

このような傾向を理解するにあたって、ジグムント・バウマンによる、「生産者の社会（利益のほとんどは労働者の搾取から生じる）から消費者の社会（利益のほとんどは消費者の欲望を掘り起こすことで生じる）への構造変化」という指摘は示唆に富む。[2]〈現在〉での〈未来〉への（とくに消費による）配慮が重要となってくるリスク社会で、不確実な未来のリスクをちらつかせることはバウマンがいう「消費者の社会」にきわめてマッチしている。[3]また、「消費者の社会への構造変化」という点も注意したい。国民でもなく、労働者でもなく、まず「消費者」とみなされるということは、生存と福祉の確保は「自らがもつ資源や技能次第」[4]であり、社会が生み出した問題に対しては「自らの技量と資産を活用して対策をとること」[5]が期待されていることを意味する。

二〇〇八年型／二〇一二年型消費者市民社会

「消費者行政推進基本計画」に話を戻そう。ここでさらに注目したいのは、この「基本計画」で新たに創案された社会、すなわち「消費者市民社会」である。それは以下のように定義されている。

> 「消費者市民社会」とは、個人が、消費者としての役割において、社会倫理問題、多様性、世界情勢、将来世代の状況等を考慮することによって、社会の発展と改善に積極的に参加する社会を意味しており、生活者や消費者が主役となる社会そのものと考えられる。[6]（傍点は引用者）

つまり「消費者市民社会」とは、たとえば主権者としての国民が主役となる社会ではない。先述したような〈無限の妄想〉による購買力を有する（あるいは欲望を掘り起こされる）消費者が主役なのである。そして、国民の主権者という役割が遠景に退く一方で、消費社会での生産物を享受する消費者としての役割をまっとうするためには、何らかの教育／啓蒙が必要であることが消費者市民社会の前提としてある。しかしそれは単純に「競争の質を高めるための資源」の拡充であるだけでは十分でなく、「正しい」ものでもなくてはいけないのだ。すなわち、第3章で述べたような「よき市民」としての資質（規範性Ⅱ）が必要なのである。

このように消費者にある種の積極性が求められるのは、二〇〇三年成立の食品安全基本法でも、たとえば以下のように同様である。

第九条　消費者は、食品の安全性の確保に関する知識と理解を深めるとともに、食品の安全性の確保に関する施策について意見を表明するように努めることによって、食品の安全性の確保に積極的な役割を果たすものとする。（傍点は引用者）

その教育／啓蒙によって消費者の資質（規範性Ⅱ）を向上させるための基盤整備は、東日本大震災後に加速したといっていいだろう。たとえば民主党野田佳彦内閣のもと、二〇一二年十二月十三日に「消費者教育の推進に関する法律」（以下、推進法と略記）が施行された。ここでは、先述した「基本計画」にあった「消費者市民社会」とは異なる定義が第二条で付加されている。

　この法律において「消費者市民社会」とは、消費者が、個々の消費者の特性及び消費生活の多様性を相互に尊重しつつ、自らの消費生活に関する行動が現在及び将来の世代にわたって内外の社会経済情勢及び地球環境に影響を及ぼし得るものであることを自覚して、公正かつ持続可能な社会の形成に積極的に参画する社会をいう。

　つまり、ここで掲げられた二〇一二年型消費者市民社会では、「自らの消費生活に関する行動が将来にわたって内外の社会経済情勢に影響を及ぼし得る」ことの自覚が促されている。ここには避ける必要のない何らかの消費を避けることによって、（しばしば「風評被害」という語が安易に使用されるような）経済に負の影響を与えることの自覚も含まれている、と理解することにそう無理はないだろう。しかし逆に、「社会経済情勢及び地球環境に影響を及ぼされ得る」ことも当然ありうるのだが、このこともまた自覚する必要性があることについては言及がない。仮にマトリクスAやDに該当するような健康被害といった影響が及ぼされるなら、それは「競争の質を高めるための資源」によって自ら解消せよ、というたぐいの自立性も含意されているということなのだろう。消費者の自立性強調の一端はここにもある。

　さらに、二〇一三年六月二十八日には「消費者教育の推進に関する基本的な方針」が第二次安倍内閣で閣議決定されている。この「方針」では、二〇〇八年型および一二年型消費者市民社会の定義を引きながら、「消費者の消費活動は、国内の経済社会全体に大きな影響を与えている」としたうえで、「よりよい市場とよりよい社会の発展のために積極的に関与する消費者を育成する教育」や「消費者市民社会を目指して、行動する消費者が求められている[7]」点が強調されている。

以上のような文脈で近年注目される「消費者市民」とは、①購買力のある市民が平等な条件の下に存在していることを前提としている（規範性Ⅲ）、②個別化されたリテラシーの保有を要請している（規範性Ⅱ）、③新自由主義市場に寄与することが期待されている（規範性Ⅰの欠如）、という特徴を有している。つまり、規範性Ⅲを自明視することにより非市民が明らかに構成されているにもかかわらず、そのことやその人々をまったく度外視した、従順に忖度できる「よき市民」としての市民概念なのである。

行動する「消費者市民」

したがって、以上のような消費者市民社会のために「行動する消費者市民」とは第3章で論じた「よき市民」に等しいのだが、格差や貧困、環境劣化を拡大させ世界中の生産者たちから搾取することで多大な利益を独占的に得ている多国籍企業を糾弾したり、食料自給率を低下させ続ける元凶ともなりかねない新自由主義市場経済に異議を唱えたり、買いたたかれ続ける米農家の現状を訴えたり、生活保護や介護・医療保険制度の不備といったたぐいの「社会倫理問題、多様性、世界情勢、将来世代の状況等」（本書二〇五ページ）を訴えたりするような主権者としての国民あるいは規範性Ⅰの発揮は含意されていない。公害認定を求める水俣病患者やカネミ油症事件被害者たちのような、明々白々に剝奪された〈権利／手段としての健康〉に対する国や企業の責任を問い続ける者たちも含まれていない。あくまでも、事業者とともに政策に合致した経済社会の発展を牽引するという意味での「行動する消費者」であることが前提になっている。そしてこのかぎりで、私たちは「よき市民」としてその枠組みを維持する「競争の質を高めるための資源」を自発的かつ合理的に身につけることが当然とされているのである。

しかし、消費者である私たちの意志決定が合理的なだけであるはずがない。なぜそれを買わないのか、なぜほしくないのか、なぜ食べたくないのか、なぜそれを選ばないのか、他者はおろか自分にさえ説明がつかない消費行動は決してまれではない。第4章でみたように、そもそも私たちは〈無限の妄想〉による消費の遂行を可能にしている。そしてそれを政府も食品メーカーをはじめとした事業者も大いに見込んでいて、政策にももちろん合致していて、奨励さえされている。不合理に不合理を重ねながら、しかし自分なりの合理性をかかえながら日々を生きている存在に対し「合理的意志決定」を新たに「上から」推進するということは、何が合理的で何が非合理的であるかという判断が外部化されていることでもある。つまり「上から」権威づけられた規範性Ⅱの発動である。

さらに、二〇一二年十二月十三日施行の「消費者教育の推進に関する法律」に基づいて設置された消費者教育推進会議でもまた消費者市民育成小委員会が開催され、同様に「消費者市民」が育成されようとしている。

新自由主義が席巻するグローバル経済下で、その流れを肯定し、従順に受け入れる消費者市民こそが消費者市民社会では求められている。いかに貧困状況に陥ろうとも、経済成長を支え、経済成長にこそ幸福と希望を見いだす消費者市民が望まれているのだ。そのすでにあった思潮に、法律的根拠や制度的枠組みが与えられたのである。

なぜ消費者としての教育が必要なのか。「経済社会の発展を牽引する質の高い市場」を形成することが目的であるかぎりで、マトリクスBやCに該当するような経済的メリットがある消費行動は正しく、そうでないものは正しくないという前提がある。たとえば、マトリクスDで科学的にも政治的にも安全であると言っているものを買わないことは、消費者市民の振る舞いとしては正しくなく、したがって教育が必要だということになる。

先述の「安全安心な市場」といったように、せっかくセットにした安全と安心を、セットで理解しないことも消費者市民としてあるまじき行為だと判断されかねない。この「安全・安心」をめぐるポリティクスについては、加藤尚武の指摘をここで参照しておこう。

「安全・安心」というように二つの言葉が連なって、それが災害対策や技術の社会的な利用の条件であるかのように語られるのは、日本だけの現象で、諸外国には例を見ない。これは正式の法律文書には登場せず、科学技術に関連する官庁や官庁主導の報告書などに使われている。（略）「安全・安心」は、日本の技術行政の専門家が国民向けに作った概念で、法哲学的には「安全」と「安心」は区別しなければならない。[8]

つまり「安全」であるからといって、即「安心」につながるとはかぎらないのだ。このことについては以下のインタビューでの語りにも共通する。

安全は技術的な問題として語られるが……安全と安心はセットじゃない。安心は自分のなかで納得して腑に落ちる内面の問題であって、一人ひとりが主人公。安心を得るための主人公は私。そのためには情報公開されなければならない。（七十代女性、放射能測定所スタッフ、二〇一四年二月二十七日）

いずれにしても、消費者の不安と不信（あるいはそれに基づく買い控え）を、市場を重視した規制緩和のもと、事業者の長期的利益へと転換していくことこそが、消費者市民社会への道であるとされていると解して間違いないだろう。

「欠陥のある消費者」のシティズンシップとは

先のバウマンは「消費者の社会」では貧困者が「欠陥のある消費者」として処されるという[9]。そして、「消費者の社会」では何より重要とされる「競争の質を高めるための資源」をもちあわすことも、また積み立てることもできない者たちの貧困は、犯罪と同一視されるおそれすらあるともバウマンは述べている。「欠陥のある消費者」はより安いものを選ぶしかない。選べればまだよくて、とにかく手に入るものを消費するしかない場合もある。もちろん華々しい「消費者市民社会」の舞台に立つことはないだろうし、許されないだろう。貧困者は健康的であるよりも、安全であるよりも何よりもそれが正しいかいなか考えるまでもなく、ひたすらに安いもの、あるいはなんとか手中にできるものを獲得するしかない。その品目が食であればなおさらである。そこで必要とされるのは「よき市民としてのリテラシー」などではない。健康な食生活などといったものは「よき市民」にだけ可能なのである。

したがって、先述したような「消費者市民社会」のもと、そのような「欠陥のある消費者」は、〈責務／目的としての健康〉を前提とした搾取の対象としても度外視されている。購買力があり選択が可能な者たちは、そうであるからこそ方向づけを強いられているのであり、「消費者の社会」での搾取の対象とみなされうるわけである。何が安全であるか、何を消費することによって安心すればいいのかという「安全・安心」のアピールは、すべての国民に向けてのものである必要はないのだ。「欠陥のある消費者」は、そもそも経済成長戦略上期待される寄与に乏しい。買わないし、買えないし、買うとしても質や内容に関係なく「より安いもの」という判断基準が最優先となる。したがって、食のリスクに関する以下の語りのように「運が悪かった」と認知するかぎりで、放置していればそれでいい存在、ということになる。

全然気にしないですね……いま節約しなきゃいけないときなので、安かったら。それでなんか体に被害があったっていったら運が悪かったんだなぐらいに思うぐらいで、だって安全だと思っても毒が入ってるかもしれないし。そういうなかに。わかんないので。気にしてたらあんま。

（二十九歳女性、ボルト工場で派遣短期事務、三歳の子どもがいる、二〇一二年三月四日）

そして、貧困と格差が深刻化するこの日本社会で「競争の質を高めるための資源」をもちあわせない「欠陥のある消費者」は確実に増え、固定化していくことになる。安全であろうがなかろうが、生きるためにより手に入れやすいという基準だけ採用せざるをえないという消費行動はしたがって、消費者市民社会という枠組みから排除されながらも、結果として底辺からその消費者市民社会を支えることになる。

もとをただすなら、〈権利／手段としての健康〉から、〈責務／目的としての健康〉へという流れは、結局のところ貧困者の排除であり、貧困の淵にかろうじていまだたどり着いていない者たちからのさらなる搾取を意味していることが以上のことによってわかる。

ここで注意すべきは、以上の流れは当該政権党が民主党であっても自民党であっても切れ目ない方針であり続けた、という点である。つまり、日本社会や日本の当該政府のポリシーの問題だけではないということだ。したがって、グローバルな流れのなかでライフポリティクスについて考えざるをえない。[10] しかしこのことは、現政権の責任を問わない、ということとは違う。グローバルな流れがどうであれ、どのような人々についてもその主権が尊重されなければならないことについて、当該政権に対して執拗に訴えるような政治的アクションを起こす必要はある。

第3章で検討したように、寺島は新自由主義の浸透によって社会状況が画一化し「抵抗の基盤を十分に形成できない」などとして、市民的自立が挟撃されていると述べる。[11] これは規範性Ⅰの欠如を意味する。また吉田も、現代市民社会論の特徴の一つとして、「「市場経済」の自生的秩序論や

「規制緩和」の正反対の結論、「市民社会」による「市場経済」に対するコントロールの視点」を挙げている。「専制的国家と抑圧的な市場万能資本主義に対する自立した市民たちと市民社会による規制という、規範的理念の実現は必要性をますます高めつつある」[12]。このように規範性Iを備えた市民の必要性は高まっているのだが、それぞれの文脈では、どのような「市民」を意味するのか、注意深くみていく必要がある。

2▼禁断のゼロリスクと科学的正しさイデオロギー

禁断のゼロリスク

二十一世紀に入って新たに見いだされた役割「消費者市民」には、その知識と行動にとくに「安全・安心」に関する科学的合理性が求められている。すなわち、個々の日常的経験や感情に密着した部分を外部化された判断基準に委ねることが正当化されていく。

しかし当然ながら、私たちは科学的合理性をもってしてだけ食生活を送るわけではないことについては「はじめに」で述べた。また一方で、人々の食のリスクに対する認知や態度については、専門家によってさまざまな批判あるいは啓蒙がすでに多く繰り返されている。なかでも、「何かを恐れて食べない」という態度に対する専門家たちの批難には厳しいものがある。

それでも私たちは、できるだけ健康を害するリスクがないものを消費しようとする場合がある。

それはちょうど、ただのヨーグルトではなく「プリン体と戦う」ヨーグルトを食べて痛風を避けた気になり、ただのコーラではなく「脂肪の吸収を抑える」と書かれたコーラを飲んで食べ過ぎを帳消しにした気になったりするのと逆のベクトルに向かう消費行動といっていいだろう。自分なりによりよいと思ったもの、より安全だと思ったものを選択し、そして自分なりに考えてリスクを回避する、というのは私たちにとってあたりまえといっていい態度である。またこのような態度は、リスク社会での個人化の現れであり、自己責任のもとでそのように行動することが現に「よき市民」として私たちには求められているのではなかったか。しかし「食べない」ことに関しては、たとえば以下のように「ゼロリスク探求症候群」と専門家によって批判的に述べられる。

> 従来認知心理学は、〝現実にはあり得ないゼロリスクを求めてはならない〟と教えている。この大原則は、火山・地震防災や環境リスクの分野では、常識となっている。
> 　しかし、BSEパニックでは、この原則を無視した行動が横行した。その背景にある社会心理を、私はそのまま「ゼロリスク症候群」と名づけた。この症候群を一言で表現すれば、〝ゼロリスクを求めるあまり、リスクバランス感覚を失い、自分の行動が重大な社会問題を引き起こすことも理解できなくなる病的心理〟である。
> 　少し専門的な表現をすると、この症候群の特徴は、自分自身に正義があるとの幻覚妄想症状と、自分が差別や風評被害の加害者であることを忘れる失認症状である。[13]（傍点は引用者）

これは二〇〇二年に出版された書籍にある文章だが、直近に発生したBSE問題が国内外で大きな話題になった際の状況について述べている。[14] ただし、どの認知心理学で「ゼロリスクを求めてはならないと教えている」のか、どのようにそれが常識となっているのかについて、前掲書では参照元が付されていないので確認のしようがない。しかし参照元を付すまでもなく、認知心理学以外の分野でも「ゼロリスクを求めてはならない」と素人を戒める専門家言説の事例には事欠かない。そして、ゼロリスクを禁断視するこれらの言説が雨後のタケノコのように登場したのは、やはり東日本大震災による福島第一原子力発電所事故以降だといっていいだろう。[15]

科学の作用領域での政治的実践――科学的情念

ここで興味深いのは「科学的にみて安全であるものについて怖れるのは間違っている」という説明だけではなく、そもそもが食品には「くだんのリスク」以外にも多種多様なリスクがつきものなのだから、「くだんのリスク」だけを恐れてある食品を避けることは間違っているし、多くのメリットを失うことになるという第5章第6節(本書一九〇ページ)で挙げた図4を用いて以下のように繰り返される点だ。

もともと安全なはずの食べ物が、何かよくないものによって汚されてしまう、というふうに考えるのではないでしょうか。図1で表現してみたのは、そういう「普通の」感覚と、私のような食品のリスクについていつも考えている研究者のイメージの違いです。(略)研究者のイメージする食品はとても汚れているように見えませんか？（略）皆さんが意識しないまま抱いているる食品へのイメージが、図の右の研究者のイメージに少しでも近づくことを希望します。（略）食べ物は完璧に安全であるべきだと信じていられるほうが無邪気で幸福なことかもしれません。[16]

この図は他の文献にも引用され[17]、さらに第5章で述べたように政府主催のリスクコミュニケーションの場で重要な役割を担っている。こうして「そもそも食べ物にリスクはつきものである」という言説はつまり、人々のゼロリスクを志向する消費行動を専門家が否定する際の前提になっている。そして、あるリスクだけを恐れて何らかの食品を避ける者は「風評被害の加害者」であると断じる言説は、食のリスクに関してはとくに広く普及する。一般書というメディアで消費者を啓蒙しようとするだけでなく、政策・技術としてのリスクコミュニケーションでも利用される。同じロジックを内包した言説が、私たち素人の「非合理的」かつ「非科学的」リスク認知と判断を糾弾する。何らかのリスクが問題になっている際に、必ず「科学的に正しく理解するように」と呪文のように繰り返される背景には、このような素人のリスク認知に対する、専門家のステレオタイプが厳然としてある。それがたとえば図4のような「素人たちのみているもの」と「専門家のみているもの」との図式化に現れている。

このことに関連して以下のような言説がある。「多くのリスクの要因を食品が持っていることが判明しており、（略）食品全体が安全かどうかなど、確認できません」、それで生産側は、リスクを小さくするためにＨＡＣＣＰ（Hazard Analysis and Critical Control Point）やＧＡＰ（Good Agricultural Practice）、ＧＭＰ（Good Manufacturing Practice）というリスク管理に努めている、にもかかわらず「消費者の食品に対する科学的な理解が進んでおらず、適切に対処していないため、品質や安全性が損なわれてい[18]」る。これを前提として二〇〇五年に消費者保護基本法から改正された消費者基本法での「消費者の自立」が紹介され、「保護される消費者から、学び合理的に行動する消費者へ」と提言がなされる。[19]このように現行消費者政策の柱である消費者基本法は見事に、ある種の「適切でない」消費行動をする者を「よき市民」とならしめる、「科学的知識不足であり、学ぶべきである」とする専門家言説に合理性を与えることに寄与している。

このような言説は、たびたび指摘されてきている専門家による「欠如モデル」の一種と判断していいだろう。[20]先の図によると、さも「よき市民」でない一般の人々は「放射能汚染」と「添加物や残留農薬」のリスクについてだけ関心を有しているかのようだ。一方、専門家にはもっと多くのリスクがみえている。しかしこの図によって示されるロジックは「一般の人々が知っているものに加えて他にも恐れるべきものがある」ということではなく、「完璧な安全を求めることの間違い」を科学言説によって説明しようとしているのだ。私たちの食の汚染についてのイメージをいったん矮小化し、「科学的に正しい」方向へ「よき市民」たちを導こうとしている。私たちが抱く食のリスクに対する〈無限の妄想〉に歯止めをかけようとしている。

とはいえ、ゼロリスクについて「現実にはありえない」と専門家が科学的に判断するにしても、だから「求めてはならない」と同じ専門家が人々の行動を批判することの正当性は、いったいどこにあるのだろうか。「現実にはありえない」という科学的言明と「現実にはありえないことを求めてはならない」という言明とは明確に別のことである。このことは先述した「安全・安心」という政治的造語がはらむ問題とも関連している。「安全である」という指摘は、「安心しろ」という根拠としては不十分なのである。そうであるにもかかわらず、「現実にはありえない」という指摘が「現実にはありえないことを求めてはならない」ということへと直結可能であるかのように言説が成立するのはなぜだろうか。

　この点に関してシャンタル・ムフの闘技的民主主義に関する議論はヒントを与えてくれる。根本的対立を回避しようとして合意形成に主眼を置く対話型民主主義に対する批判である。つまり、合意形成の際に自明な前提として用いられる「われわれ」／「彼ら」の政治的な区別が、「善良なる民主主義者」（であるわれわれ）といったように道徳的な本性として提示されるというのだ。したがってその区別に内在する政治的特質（思惑）は否定され、「われわれ」による合意型モデルの外部に形成される、（ムフの議論では）いわゆる「極右」に対し、普遍的かつ道徳的情念が動員されることをして、「政治が道徳の作用領域（レジスター）で実践されるようになった」[21]と述べる。つまり「善良なる民主主義者」のアイデンティティを確立するために「悪しき諸勢力としての外部」が必要であり、この区別が道徳的な本性として提示され、政治的特質が否定されるというのだ。ここでの文脈に引き付けて理解するなら、政治が科学の作用領域で実践されるようになったといえないだろうか。換言すれば「安全である」ことの合意型モデルの外部に形成される「（それでもなお）不安である」ことに対し、政治的特質（思惑）が否定されながら（より正確には隠蔽されながら）科学的情念が動員されるのだ。

ところが私たちはどのような食についても、一食品にすぎないそれを食べなければならないとどのような科学的合理性という情念によっても外的に規定される根拠をもちあわせていないはずだ。したがって「現実にはありえない」という「科学的正解」が、「現実にはありえないことを求めてはならない」という「政治的なる正解」へと跳梁してしまうことを見逃してはいけない。私たちは専門家による科学言説に巧妙に紛れ込むこの「政治的なるものへの跳梁」、すなわち科学の作用領域で実践される政治的なものに留意する必要がある。

前章で論じた政策・技術としてのリスクコミュニケーションをここでの文脈に位置づけるなら、一定程度消費者市民社会の流れに沿う行動をとらないことが、ますます「科学的正しさイデオロギー」を強固なものにする。第4章第5節でも「科学的正しさイデオロギー」の別種の発動について述べたが（本書一四二ページ）、科学言説が政治的なるものへ跳梁することにより、「科学的中立性」の名のもとで、知らされる権利や選ぶ権利が剝奪され、民主的な手続きがないがしろにされる事態をここで意味している。民主的なるものに対し排除的に作用する科学言説といっていい。政治が、科学の作用領域でますます実践されるようになる。そして科学的正しさによって私たちは政治的に分断される。何を恐れるか／恐れないか、何を信じるか／信じないか、何を食べるか／食べないかによって政治的に分断され、統治されるのである。

3▼対立的に語られる科学と価値

相対的概念としての「安全な食品」

私たちは何かを食べたり食べなかったりする際に、安全かいなかだけを問題にしているわけではない。しかし、科学的正しさという基準だけを食べるか食べないかにあてはめようとするかぎりで、私たちの食に関する選択には、正しいか正しくないのかという評価が下されることになってしまう。

何らかの正しさを受け入れるに際して、知ろうとする意思が尊重されていて、知ることが阻害されていないという「信頼」がまず重要であり、さらに選択と入手が可能であるということが重要ではないだろうか。このことは「安全かいなか」ということとは別次元の話である。私たちが「安全」だけで食べているわけではないことをして、科学的リテラシーの欠如と断じることはできない。科学的リテラシーの欠如と断じること自体が、食をめぐる文化や経験を軽視するものであり、食に関する民俗学的あるいは文化人類学的、社会学的リテラシーの欠如にあたる、と逆に指摘してもいいだろう。

また別の視点から論じるならば、私たちはたかだか何かを「食べない」ということについて、なぜそれほどまでに罪を問われなければならないのだろう。何を／誰を信じるかは、結局自分次第になってきている時代性については、「リスクの個人化」としてベックがすでに指摘している。[22] 何をして安心を得るかはまさに個人化した領域の問題であり、したがって「安全・安心」という政治的に創作された言説はさまざまな問題を含んでいることについては先述した。

以上をふまえたうえで、「安全な食品」についてさらに考えてみよう。二〇〇二年に『フード・ポリティクス』[23]を、〇三年に『食の安全』[24]を著したアメリカの栄養学者マリオン・ネスルは「安全な食品」について以下のように述べている。

食品は安全かそうでないかのどちらかだと思われるかもしれないが、はっきりと区分できることはほとんどない。「安全」は相対的な概念であり、食品に生来備わる生物学的性質ではない。ある人にとっては安全でも、他の人にとっては違ったり（略）。従って、安全な食品とは「リスクが許容できるレベルを超えない食品」と定義するほかない。許容できるか否かの判断には、科学的知見だけでなく、認識や見解、価値観なども反映される。その判断に商業的あるいは利己的な動機が絡むとき、食の安全は政治的な色を帯び始める。[25]（傍点は引用者）

この指摘はまず、先に考察した「科学の作用領域でなされる政治的実践」の議論と重なる。また、この言及に含まれる「相対的概念としての安全」というのは、第5章第1節で参照した関谷による風評被害の定義での「主観的安全」の言及と重なる。関連してネスルは、遺伝子組み換えトウモロコシ「スターリンク」についても次のように述べている。

科学に基づいて見ると、スターリンクを食品から閉め出す理由はほとんど見つからない。このトウモロコシがアレルギーを誘発する確率は低いのである。だが価値に基づいて見ると、使用を禁じるべき理由がいくつも浮かんでくる。たとえば表示がないことや認可されていないこと、あるいは単純にGM作物だから、などである。[26]（傍点は引用者）

この指摘について注目したいのは以下の二点である。

まず一つ目には、価値に基づいてみると、表示がないこともまた遺伝子組み換え食品を禁じる理由になると述べている点である。人々のゼロリスク志向を糾弾する前に重要なのは、私たちに食品に関して真の姿が提示されているのか、という点である。これは「信頼」というキーワードへの関心に連なる。[27]

このことに関連して、第5章で述べたように、一九八〇年代になって重要視されるようになった理念としてのリスクコミュニケーションだが、その歴史的背景をさらにさかのぼると、以下のような六二年のジョン・F・ケネディー大統領による「消費者利益の保護に関する特別教書」を挙げることができる。[28]

企業の圧倒的な広告・宣伝に対して、どの商品が安全度を満たし、自らの要求に沿っているかを消費者が判断するために、民主社会の行政府が消費者に保証すべき権利として以下を掲げた。

（1）安全を求める権利

（2）知られる権利
（3）選ぶ権利
（4）主張し傾聴される権利

私たちの日常生活で、これらの権利ははたして十分に保証されているのだろうか。これらの権利の軽視は、いずれにせよ不信をまねくことになる。また「科学的正しさイデオロギー」が政治的に発動し情念によってこれらの権利が剝奪されているとするならば、何らかの食品を「食べない」という行為の正当性も考えられる。このことは、ネスルを引用するまでもないあたりまえのことといっていいだろう。

また二つ目として、「不安と怒りに照らしてリスクを評価する」とも説明する「価値に基づくアプローチ」と、「利益とコストに照らしてリスクを評価する」とも説明する「科学に基づくアプローチ」を同列に扱おうとしていることに注目したい。[29] つまり、食のリスクの許容度に関しての科学の優位を絶対視していない。また使用を禁じる理由として「GM作物だから」というものさえ除外していない。ここでいう「価値に基づいて見る」ことは先述したように、一般的には専門家らによって「科学的でない」「情緒的」と断じられるアプローチである。ここまでの本書の議論に引き付けるなら、「禁断のゼロリスク」への〈無限の妄想〉にすぎないともいいうるものである。しかしネスルによる「安全な食品」の定義には、より正確に言うなら、安全な食品の定義を構成するものとして「価値」が含まれていることには、私たちが常に社会的存在であり意味を付与する主体であり続けるという点でも、私たちにとって食べることの意味と意義は多様であるという点でも、説得力がある。どのような価値をもはさまない「公平」「中立」「客観」の存在不可能性について考えれば自明のことである。

〈無限の妄想〉を操作する科学的情念

ここでさらに指摘したいのは、食の安全をめぐってまさに先述した科学の作用領域での政治的実践によって、政治的な色を帯びていることが、「科学的正しさイデオロギー」という煙幕によってさらに見えにくくなっているのではないかという点だ。食品安全行政でネスルが述べるように、「商業的あるいは利己的な動機」が絡まないとは誰にも言い切れないだろう。食の安全が、事業者が被る「風評被害」の懸念とセットで語られることがしばしばであることからも明らかである。

科学に基づいてみると「安全／安全でない」に二分される食品に対して、価値に基づくアプローチを自然な振る舞いとして採用している私たちは、〈無限の妄想〉を可能にしている。「科学的正しさイデオロギー」が強力であるかぎりで、価値に基づく見方など「情緒的」「リテラシー欠如」として一顧だにされないものにすぎない。それでもなお、私たちは禁断のゼロリスクへの〈無限の妄想〉を可能にしてしまう。ここでも「現実にはありえないことを求めてはいけない」という政治的なるものが問題になる。このことは何を、また誰を「信頼するかしないか」ということとも深く関わってくる。

つまり「科学的正しさイデオロギー」とも本来不可分であるはずの「価値に基づくアプローチ」

を等閑視したまま、また科学の作用領域における政治的実践であることに無自覚なまま「科学に基づくアプローチ」であることを大前提とし、人々の行動や判断については「正／誤」で切り分けてしまう。その切り分けが政治への跳躍を果たすのである。

「科学的に正しい」知識を十分に理解したとしても、行動に移す際の必然として「科学的に正しくない」となることについては、テクノフーズを取り上げて第4章で検討した。また、知識があっても行動がともなわない、という嘆きは公衆衛生に関わる専門家言説の常である。そこで消費者教育という形で、行政の権限と科学的権威が拡張されるわけでもある。これは科学だけの問題ではなく、政治的問題である点に注意したい。

しかし、実は科学の側も「価値に基づくアプローチ」を存分に利用していることについては、第4章でテクノフーズに関連づけ永遠のゼロリスクへの〈無限の妄想〉として論じたとおりである。食とリスクをめぐる価値は、科学に基づくアプローチ優位の条件下で、永遠にゼロリスクを追い求めるよう利用されたり、逆にゼロリスクを求めることを禁じられたりするのだ。科学の作用領域での政治的実践はこのように、私たちのゼロリスクへの〈無限の妄想〉を自在に操作している。

またネスルは「不信」について、以下のように言及している。

> 食品企業、科学者、政府機関が、科学だけでなく価値観も考慮して食品安全問題に取り組む必要があるという認識を欠くと、食品業界や規制当局に対する不信は拡大する。不安や怒りといった要素を、感情的、非理性的、非科学的で、立証不能だとして一蹴する企業や政府機関、専

門家は、自身の信頼性と力量を問われることになる。彼らは自分の偏見にも、一般市民が食品安全リスクに対して当たり前の反応をしていることにも気づいていない[30]。

第2章で述べた知識の議論をここで援用するなら、この指摘はつまり、自分たちが正そうとしている〈人々の知識〉の理解に対する、自分たちの〈知識〉の欠如に関して無自覚なままである、ということになる。このことも含め、以上の議論で重要なのは、先述（本書二一九—二二〇ページ）したいいいい科学的情念について考察することの意義が認められる点である。

二方向の過程

さて先述したような見解にネスレが至った論拠の理論的バックボーンになっているのは、ポール・スロビックらによるリスク認知論の研究成果である。

そのスロビックは彼の代表的論文のなかで、以下のように述べている。

公衆（public）の態度と認知において、間違いと同様に叡智（wisdom）も存在している。人びと（laypeople）はハザードに関する情報に欠けていることもある。しかしながら、彼女たちの基本的なリスクをめぐる概念化は、専門家（experts）のそれよりもずっと豊か（much richer）であり、専門家が一般的にリスク評価から省く合理的懸念（legitimate concerns）を反映してもいる。結果として、リスクコミュニケーションとリスクマネジメントの努力は、二方向の過程として構築されないかぎり失敗を余儀なくされる。専門家と公衆のいずれの側にも、〔リスクコミュニケーションとリスクマネジメントに：引用者注〕貢献するために有効な何かがある。それぞれの立場において、相手側の洞察と知性を尊重しなければならない。[31]

このようにスロビックは、リスクコミュニケーションでの専門家と公衆の双方向性を重視することによって、相手側の洞察と知性を尊重する必要性について述べている。まさに理念としてのリスクコミュニケーションである。これはローズがいう下からの戦略にもつながるし、「真理の多元化」や「疑念や論争の導入」の一実現形態といえるだろう（本書九三ページを参照）。

スロビックのこのような知見を受けながら中谷内一也は、人々はなぜゼロリスクを求めるのかといったことについて、感情ヒューリスティック（affect heuristic）概念も用いて論じている。[32] ヒューリスティックとは「情報処理の労力を低く保ったまま、素早く簡単に答えを得る判断の仕方」であり、感情ヒューリスティックとは「感情を手がかりとしてリスクについての判断を下すという判断法」[33]のことである。この概念は人々にとっての合理的判断について考察する際に有効である。関連して、吉川肇子も一般の人々が専門家らと異なるリスクに対する評価をおこなうことについて「人々がリスク情報を理解する際に用いる情報処理の仕方が関係している」[34]と心理学的に説明している。しかしこのような知見をふまえたうえで、「科学的にリスクと向き合おうとするアプローチが受け入れられるわけがないとあきらめてしまう必要はない」「企業や行政、あるいはNPOなど、リスク管理に携わる組織が人びとに安心してもらうためには何が必要なのか」といったように、感情的な部分も含めて、どのように上からの権威づけられた規範によって統治することが必要であり可能なのかという視点を維持している点は否めない。[35] スロビックらの「二方向の過程として構築」という知見が十分に生かされていない可能性がある。

つまり、リスクをいかに認知するのかという説明を（心理学的に）個人化する場合、その専門家との差異もまた個人化され、科学的正しさの判断のもと、個人の責任に帰すという陥穽に陥ってしまっているのではないだろうか。そして言説戦略として作動する「科学的正しさイデオロギー」は、消費者教育とセットになった「個人的領域への封じ込め」と親密な関係を結ぶことになる。これについてはネスルも次のように指摘している。

> 個人の選択だと強調することは、一つの決定的な理由で食品業界の利益になる。つまり、食生活が個人の自由意志の問題であるならば、好ましくない食生活を正す唯一の適切な方法は教育であり、栄養学者の仕事は、人々が自分の食生活と健康を守りやすくなるような社会的な変化を引き起こすことではなく、人々に自分の食生活と健康について自分で責任をもつように教えることだと主張できるのである。[36]

これは、規範性Ⅰを欠如させたまま、規範性Ⅱをもってして「よき市民」を作り出す状況を指摘するものである。

社会心理学分野でのリスクコミュニケーション研究の蓄積は豊かであり、そこから学ぶ点も多々ある。しかし「理念としてのリスクコミュニケーション」をふまえつつも、そこで示されている実践も結局はスロビックがいう「二方向の過程」として十分に構築されていない可能性がある。繰り返しになるが、たとえば「リスク・コミュニケーション・トレーニング」が対象とし、それにもっぱらいそしんでいるのは専門家や行政当局なのだ[37]。圧倒的マジョリティーであるはずの一般の人々は、対等なアクターとして図示されることが頻繁だったとしても、現実には「受益者」でしかない。しかもそこで想定されているのは、そのなかでもさらに非市民という外部を生み出す「よき市民」として選び抜かれた者たちなのだ。したがって、その対等性は現状では少なくとも疑似的かつ欺瞞的なものでしかありえない。

4▼リスクをめぐるコミュニケーション

合意不可能性

ネスルの「価値に基づくアプローチ」という見方は、以上のような知見へと展開可能なのである。それをふまえたうえで、ではリスクコミュニケーションはどうあるべきだろうか。私たちが日常おこなっているコミュニケーションの多くは、合意に至ることを主たる目的とするものではそもそもない。合意どころか、互いによく理解しないままコミュニケーションを成立させることも私たちにとっては実はたやすい。コミュニケーションの成立あるいは遂行に、どのような意味でも合理性は必ずしも必要ではない。以上については、私たちの日常でのたわいのない会話を想起すれば十分だろう。

しかし先述したように、政策・技術としてのリスクコミュニケーションなるものは、一般的な意味でのコミュニケーションとはまったく別種のもので、固有の目的と方法と技術と歴史と前提を有する特殊なコミュニケーション形態である。また一方で、コミュニケーションと付されていてもいなくても、「意味のやりとりを中心とした人々の営み」であるかぎりにおいて、リスクコミュニケーションといえどもその単純な意味で一コミュニケーション過程にすぎず、コミュニケーションの一形態として社会学的考察の射程に入ってくる。

リスクについて、コミュニケーションの観点から議論したルーマンは次のように述べている。リスクに関する「厳密に社会学的なアプローチとはつまり、リスク現象を、コミュニケーション――当然、個々人の下した決定についてのコミュニケーションを含めて――の意味のみを手がかりにして捉えようとするアプローチである[38]」。

つまり社会学的関心のもとでは、リスクコミュニケーションもまた多様なコミュニケーション形態、あるいはリスクをめぐる現象の一部にすぎない。ある種のコミュニケーションに特化された何らかの目的と言説的戦略があるのなら、その点こそを問題にせざるをえない。

したがって社会学的関心に基づくリスクコミュニケーションの考察は、心理学的なそれとは異なってくる。少なくとも、合意に至る方法を技術的に考えたりすることとは一線を画する。このことに関連してルーマンは以下のように述べている。

われわれはどうしても、他の観察者がなぜ現に観察しているようなかたちで観察しているのかを、自分自身に説明したくなる。そのため被影響者は、決定者のリスク行動について自分なりの理論を構想するし、決定者は被影響者の抗議行動について自分なりの理論を構想する。こういった事態をすでに人々は経験しているし、またこうした説明を洗練させ、改善し、より多くの複雑性とより細部にわたる了解の可能性をそこに付加していくことは、確かに可能である。だが、それにより、共通世界の中に複雑性と不透明性がさらにため込まれていくことはあっても、決して、システム状態の一致という意味での合意にまで行き着くわけではない。(39)

ここでルーマンがいう決定者とは、現状のリスクコミュニケーションではほとんどの場合専門家(experts)であり、被影響者は一般の人々(laypeople)である。そしてルーマンは相互了解の「可能性」を探ることの可能性には言及していても、結果として合意にたどり着く可能性は否定している。つまり、リスクコミュニケーションでのディスコミュニケーション、すなわちリスクコミュニケーションなるコミュニケーションの不可能性についての言及なのである。不可能であることを認めるとするなら、つまりそれはスロビックがいっていた「二方向の過程として構築されない」ことの必然を意味していて、「失敗を余儀なくされる」ということになる。どんな理念を掲げていたとしても、第5章で述べたような「〈現在〉の限界と、〈未来〉における不確実性/変更可能性の予期」を含み、政治的なるものへの跳躍を必然的に遂げてしまう現状において、リスク言説とはそもそも、何らかのディスコミュニケーション（あるいは失敗）を産出してしまうのだ。

第2章で検討したように、リスク社会論での主要な系譜を形成するベックやギデンズの方法について、「政治の対抗モデルの終焉を宣言するあまり、政治的対立を「闘技的」形態にする可能性をあらかじめ除去してしまう」と批判するムフの指摘は、ここでも示唆を与えてくれる。[40] そして、ベックやギデンズが「環境をめぐる多くの問題がネオリベラルの政策によって対処されていること、つまり利潤と市場メカニズムの重視に強固に結びついていることに気づかないらしい」[41] と続ける。したがって「合意を重視する方法が、社会の宥和の条件を創造することなく、むしろ敵対性（略）を出現してしまうということをあきらかにしたい」とし、「社会生活における対立の次元の抹消不可能性を承認すること」が民主主義政治が直面する難題の把握に不可欠であると述べる。[42] ムフはむろん、狭い意味での政治（politics）あるいは政治的状況について論じているわけだが、政治的なもの（political）を排除しながら合意可能性を自明視するという意味で、リスクをめぐる政策・技術の考察でも同様に重要である。このことについて具体的事例を用いてさらに考えてみよう。

「これまでになかった一幕」

二〇一五年八月三十一日にテレビ朝日『報道ステーション』で放送された、同日福島県いわき市で開催された第二十回福島県民健康調査検討委員会の記者会見の模様を一つの事例として考えてみよう。[43] この検討委員会は、東日本大震災の際の福島第一原子力発電所事故後の放射能汚染による身体への影響について調べる「県民健康調査」について、専門的な見地からの助言などを得るために、

有識者によって構成されるものである。(44)

この件に関する約七分間の放送中、画面には「福島〝甲状腺がん〟または〝その疑い〟二回目検査で「二十五人」判定」とテロップが出続けている。「原発事故当時十八歳以下だった子どもたちに対する甲状腺がんの検査。事故の半年後に一回目の検査が始まり、去年四月からは同じ子どもたちを対象に二回目の検査に入っている」「福島県が設置する専門家の集まり「県民健康調査」検討委員会が今日開かれ、甲状腺がんまたはその疑いがあると判定された子どもの人数が示された。これまでにおよそ十七万人が受診した二回目の検査の結果は二十五人だった。発表のたびに人数が増えている。これは何を意味するのか」とナレーションによって説明される。ここでの議論で重要なのはしかし、ひととおりの説明の後「会見での一幕」として以下のように報道された点である。

ナレーション：今日の会見ではこれまでになかった一幕もあった。先の星座長の「原発の影響とは考えにくい」との発言に対し、別の委員が意見をはさんだのだ。

春日文子委員：ちょっと意見申し上げてもいいでしょうか。あのー「考えにくい」という表現がですね、やはり相当にあの否定的に聞こえてしまう表現だと思うんです。ですので、あのー感覚としてはみなさん共有してるとは思うんですけれども、やはりそのー示し方、書きぶりとしてですね、「可能性は小さいけれどもまだ否定できない」というような言い方をしてはどうかと思うんですね。

星北斗座長：はい、あのー、そのとおりです。「考えにくい」というのは私が考えた言葉でありまして、今後明らかになることがあればそれによってもちろん、えー可能性としては変化を、変化しうるという前提だと思います。あのー表現についてはまた考えさせていただきます。

短いやりとりではあるが、これもまた第5章で述べた「〈現実〉の限界と、〈未来〉における不確実性／変更可能性の予期」言説の典型である。そしてこの放送は、リスクをめぐるコミュニケーションのあり方を考えるうえで、以下の六点で重要である。

①専門家集団の検討結果を述べる場で、一専門家（星）が「私が考えた言葉（すなわち恣意的判断）」によってリスクをめぐるコミュニケーションを実践したこと。
②専門家（春日）が他専門家（星）のリスクをめぐるコミュニケーションについて注意を促したこと。
③専門家（星）が自らのリスクをめぐるコミュニケーションについて、他専門家（春日）からの指摘に対して「そのとおりです」とただちに自省し、オルタナティブなリスクをめぐるコミュニケーションの実践可能性を示したこと。
④このような専門家間のリスクをめぐるコミュニケーションが公開の場でおこなわれたこと。
⑤このような専門家間のリスクをめぐるコミュニケーションについて、報じる必要があるとマスメディアが判断したこと。
⑥その結果、専門家間のリスクをめぐるコミュニケーションの一成立過程について、人々の知ると

ころとなったこと。

つまり、①の恣意性が②によって明らかになり、かつ③のオルタナティブなリスクをめぐるコミュニケーションの存在可能性が、④の公開の場で明らかになった。そして、⑤のマスメディアの判断が⑥を可能にしたのである。ただしここで恣意性について指摘しておきたいのは、「恣意的判断であることがいけない」ということではない。一般的に専門家がおこなう恣意的判断が、恣意性が排除された科学的判断として人々に理解される可能性があること、あるいはそのように理解されることを前提とした意図的恣意性である可能性があること、これらの問題点に注目すべきである。

さて、これは専門家間のリスクをめぐるコミュニケーションの事例だが、このようなコミュニケーション過程が開示されることには私たちにとって大きな意味がある。つまり、「科学的に正しく理解せよ」というメッセージに典型的なように、日常の細部で科学的リテラシーが求められているが、重要なのはその「科学的正しさ」がどのような性質を有するものであるのか、ということの精査ではないかという気づきを与えるのである。リスクコミュニケーションと称するものであれ何であれ、私たちはほとんどの場合、専門家による合意を経た確定的なものしか情報として与えられないのだが、実はそのリスクに関する確定はきわめて恣意的かつ政治的なものである可能性が高いのである。したがって、その確定をもって「正しい理解」や「正しく恐がる」ことを強いられても、素直に従うわけにはいかない場合もあるということだ。また、このような専門家間のリスクをめぐるコミュニケーション過程の現実が示されるかぎりで、少なくとも素人にすぎない私たちが短絡的に「合意」を目指す必要はまったくない、ということが理解できるはずだ。さらには「科学的正しさ」ではなく、その構築性を理解することで、ローズがいう「下から」の多元的真理によって疑念や論争を導入して（本書九三、二二八ページ）対抗する可能性があることにも気づくはずだ。

　第3章で論じた知識社会学的な関心をここで引き合いに出すまでもなく、そもそもその知識はどのようなコミュニケーションをへて構築されたものであるのかという問いは、私たちの日常生活でのリスク認知が、ある目的下でどのように扱われ処理される可能性があるのか、という問い立てを可能にする。

信じようとする権利

　次から次に襲ってくる不安に対処しながら生きていくということは、他者との意味のやりとりを中心とした営みを日々送る私たちにとって、不安をかかえながら他者とともに存在するということである。リスクをめぐって私たちはいかに相互行為をおこなっているのかという視点から、さらにリスクをめぐるコミュニケーションについて考えてみよう。

　ルーマンは先述したように、リスクコミュニケーションでの合意の不可能性について述べているのだが、通常の場合、その円滑でないコミュニケーションの責任を負わされるのは専門家ではない人々である。そのとき、私たちは自分のもつ信念をどのようにみなしうるだろうか。そのヒントが、以下のようなプラグマティズムの示唆にあるのではないだろうか。

プラグマティストたちは、人間にとっての信念を棚上げにしようとはしなかった。むしろ、人々の「信じようとする権利」（ウィリアム・ジェイムズ）を最大限に重視したのが、プラグマティズムである。

生活の多くの場面で、人間はすべての証拠がそろう前に判断しなければならない。最終的な答えがわからないにもかかわらず一つの選択肢に命運をかけることを余儀なくされることもしばしばだ。（略）

すべての人間には、自分の選びとった理念を追求する権利があり、重要なのはむしろ、そのような理念が結果として何をもたらすかである。（略）

人はある信念を選び、その理念をもつことによってはじめて世界と切り結び、世界を理解することができる。理念は人間と世界をつなぐ媒介なのである。[45]

要するにプラグマティストたちは、「ある理念がそれ自体として真理であるかどうかには、ほとんど関心をしめさなかった。というよりも、それを真理であると証明することは不可能であると考えていた。（略）重要なのはむしろ、各自が自らの理念をもつことに関する平等性と寛容性である」[46]。ここで問題になってくるのは、理念と理念が対立する場合である。不安を解消し行動を変容させようとするリスクコミュニケーションも一つの理念であり、その理念を通して社会と切り結ぼうとしているのであり、もちろんそれを追求する権利もある。しかしこの場合の主体は「誰」だろうか。国家なのか、政府なのか、官僚なのか。あるいは個人が選び取る理念もあり、条件付きではあるが、そうすることが「よき市民」には求められていた。

どちらが正しいのか、ということを問うのではなく、理念を実践していくうえでどのような影響があるのか、という点が重要になってくる。つまり、ここで問題になってくるのは、科学的に正しいのか正しくないのか、どの見解が科学的に正しいのか、ということではない。その正しさがどのように成立し決定され権威づけられ、どのように影響を及ぼしていくのかということである。何が正しいのかということではなく、どのように何が正しいとされるのか、その成立過程こそが私たちのリスク認識に決定的な影響を及ぼす。先の『報道ステーション』で示されたように、専門家間のディスコミュニケーションとそれが報道されるということは、この意味で非常に意義深いのだ。

自然科学的最高審級による「正しいかいなか」で人々が分断される状況は、不安と無理解、非決定を生み出すものであり、これを解消する道を探ることが現代では必要になっている。それはつまり、科学の作用領域でなされる政治的実践を暴露し、脱構築することではないか。それは科学的正当性とは別の規準を示すことかもしれないし、科学的正当性の社会的利用の仕方を再検討することになるのかもしれない。

「真実を知らなくても生きていける」のか

食のリスクについて日々どのように考えているかインタビューをおこなうと、以下のような語りがたびたび現れる。

大丈夫ではないだろうな、とは思ってるんですけど、でもじゃあどうするって私にできることってあんまりないので。（三十五歳専業主婦、二〇一一年二月二十六日）

頭のどこかで気にはしてますけど、自分でどうしょうもないことはもうしょうがないってある程度わりきってます。（三十八歳専業主婦、小学生の子ども、二〇一一年二月二十六日）

そんなに真実を知らなくても人間て生きていけるんじゃないかなってのをちょっと思ってて。（三十四歳女性、パート、二〇一一年二月二十五日）

隠してもいいよとは思わないんですけど、ほんとのことを言われてもパニックになるし、発表してるほうも逃げたりしてないわけだから、おんなじ運命をたどっていくということで、その人が言うことをそのまま信用するほうが楽なんで。そうしちゃってます。（三十六歳専業主婦、二〇一一年二月二十五日）

以上の語りは、不安を口にしない、すなわち不安を他者と共有できないことにつながる。そしてこのような態度こそが、消費者市民社会の要請に正しく応じ、科学的に正しく理解する能力があるリテラシー高き「よき市民」と解される可能性がある。「もうしょうがない」「信用するほうが楽」という消費者の態度の積算が、「冷静な対応」ととらえられる可能性につながる。安全であると主張する者たちの「自分たちの観察」という行為に結果として合致しているからだ。ルーマンがいうところの第一の観察（first-order observation すなわち何が安全であるか何が危険であるかの決定）によって、人々の〈無限の妄想〉に〝正当な〟限界が与えられていく。(47)

ここまでみてきたような食をめぐるリスクの複雑性のために、その決定に従順に従うその人を責めることはできない。「真実を知らなくても生きていける」という態度を責めるのは本意ではない。しかし、このような自発的隷従といっていいだろう態度と知識がいかに形成されるのか考える必要はある。なぜなら、口にするものについて「真実を知る」「考えてみる」ということは誰にとっても、自分たちの身を守るために〈権利／手段としての健康〉を棄損しないために本来必要なのではないだろうか。何を食べ何を食べないか、これほど個人的でありながら、これほど政治的な選択的行為はない。

まず安心を訴えるのではなく、考えてみることによって多元的真理の構築を促すことこそが求められるべきではないか。科学的リテラシーについていうのであれば、風化して忘れ去られてしまうことを待つことなく、リスクをめぐるコミュニケーションの促進こそがリテラシーを培うことに貢献するのではないか。政策・技術としてのリスクコミュニケーションに欠けていて、リスクをめぐるコミュニケーションに必要なのは、「不安について話そう」ということであり、不安を共有することではないだろうか。実際、不安を口にすることで連帯を生み、情報を集め、自ら理解に努めようとし、かなりの科学的リテラシーをもって現状を把握しようとしている人々もいる。いずれにしても食べるか食べないかだけで、科学的に理解しているかいないかを線引きすることには無理がある。

しかし現実には、「話せない」「話しにくい」という現状がある。[48] 食の安全について、健康をめぐる不安について、人々の声が真に反映される民主的機会と共有する場がどれだけあるだろうか。そもそも私たちは、身近な他者に不安を口にすることさえ自ら禁じる事態に陥っているのではないか。放射能に汚染された食の問題はその典型例だといっていいだろう。そうなってしまうのは、「科学の作用領域でなされる政治的実践」として先述した状況を敏感に嗅ぎ取っているからではないか。つまり、政治的なるものに巻き込まれることを忌避する態度ではないか。たとえば食のリスクについてのインタビューの際に、以下のような語りも登場した。

震災がらみの情報に関してですけど……ぼくには関係のない、暮らしに直接。震災に関しての情報に関しては見てなかったです。まったく。それを知ったところで、ぼくにはどうにもすることができないんで。だから何がどうとか原発がどうとか知らない……（質問者「ではいまネットで何か調べるとしたら？」）野球。政治とか見たってべつになんか変わるわけじゃないし……いまの総理の顔知らない。テレビ見ないし。ああいう年代のおじさんがいっぱい並んだときにどれが総理っていうのはわからない。（三十五歳男性、住宅メーカーの営業、二歳の子ども、二〇一二年三月四日）

食のリスク認知と政治的関心の有無とは密接につながっている。そのような条件を等閑視したまま「市民」というカテゴリーを掲げて、政策技術として膨大なコストをかけて研磨され推進されていくリスクコミュニケーションや消費者市民社会など、絵に描いた餅にすぎない。

ルーマンによる「第二の観察」（second-order observation 先述した第一の観察がいかになされたのかを観察する立場）という指摘を持ち出すまでもなく、以上のことから私たちが問題にすべきなのは〝メタ〟リスクコミュニケーションや、リスク〝ディス〟コミュニケーションであることはたしかである。したがってリスクコミュニケーションではなく、「メタ」と「ディス」に関してリスクコミュニケーションのリテラシーを高めることにいかに寄与できるかということ、すなわちリスクをめぐるコミュニケーションについて考察しなければならないのだ。

リスクをめぐるコミュニケーションとして何をいわんとしているのか。『報道ステーション』で放送された専門家間のやりとりを思い出してほしい。それは専門家間のリスクをめぐるコミュニケーションだったが、専門家でない私たちには同じように素人間リスクコミュニケーションこそがいま必要ではないか。「可能性は小さいけれどもまだ否定できない」あるいは「現時点で」「ただちに」と〈現在〉の限界について言及せざるをえないかぎりで、私たちは安心するために自分たちの資源を使ってなんとかしなければならない。経験や知識を共有することによって「考えない」からの脱却をはかることは可能ではないか。

5▼隷従と忖度を超えた胃袋の連帯は可能か

ことさら「よき市民」でなくても、自分や身近な他者がいったい何を食べているのか気になることは誰にでもありえるだろう。マトリクスA・B・C・Dのいずれに関しても、これだけの情報で十分であるという科学的な政治的判断によって安全を求める権利、知らされる権利、選ぶ権利、主張し傾聴される権利を剝奪されていないだろうか。

知らなくても考えなくてもなんとかなった、という状況はすでに終わりつつあり、ひたすらに搾取され、結果として生命を削ることにもなりかねない事態を迎えているのではないか。そして、ゼロリスクの希求は、〈責務／目的としての健康〉が推奨される文脈で永遠のものとして促され、〈権利／手段としての健康〉が棄損されかねない文脈で禁じられる。これらの関連についてさらに考えてみよう。

ここまでみてきたように、科学の作用領域で政治的実践がなされるだけでなく、「経済的正しさ」（何をどうすれば経済が成長するか）も分かち難く結び付いている。

「よき市民」としての消費者であることが奨励され、国民としての権利行使が軽視される状況で、何かを購買したり消費する／できる人々、すなわち（かろうじていまのところ）経済成長を支え促進させる人々へ向けての政策が優先されている。健康についていうなら、消費促進や経済的メリットがあると見込まれる方向にこそエネルギーとコストと資金と関心がそそがれる。「科学的正しさ」はしたがって、そのようにして構築されるものであるかぎりで、「消費者のニーズに寄り添う」という形をとる。つまり、積極的に消費へ関心をもつ消費者に貢献する、というスタンスこそが現代社会で最も適合的な科学の様式なのである。

また一方では、私たちの別種の、すなわちマトリクスDにおける〈無限の妄想〉に対して、強力な異議が唱えられる。科学的正しさイデオロギー下での私たちのリスク認知と態度は、経済的合理性による判断に基づき、推進されたり抑制されたりするのだ。

そのような永遠のゼロリスクと禁断のゼロリスクとの間で、リスクを「正しく理解せよ」とも伝えるもろもろの言説に、私たちはどのように対峙すればいいのだろうか。

「科学的正しさ」が占有されたり、あふれる「科学的説明」を前にして疑問を発せられない状態は、いずれにしても回避すべきである。疑問を発すること自体に「正しさ」は必要ない。もちろん、科学的知識の習得は不要であると言うつもりはない。問題なのは、専門的知識の差が圧倒的にあることはもとより承知のうえで、しかし食（品）というのは嗜好や感触、経験、記憶、気分や感情、人間関係までも想起させたり規定したりするものなのだから、以上でみてきた特殊な性質をもつ知識だけに正しさが占有されるのはおかしいのではないかということだ。

思考停止こそが実は最も正しくない態度ではないか。さまざまな議論の前提を問う自由が保障されていることこそが、私たちにとって最も必要かつ重要なのではないか。

食料自給率が極端に低い国に住んでいる以上、はるか遠くの地で生産されたものを口にする機会が今後ますます増えてくる。その一方で、今後多くの人々が経済的な意味での生活の劣化をまぬがれえなくなるだろう。生命をつなぐためにより安価なものの選択を余儀なくされる。「科学的正しさイデオロギー」作動の前に、安全か安全でないか考える余地さえなく、私たちは生きるために目の前にあるもの、買えるものを買うしかない、という状況が迫ってきてもいるのではないか。農業の衰退は工業の衰退とは意味が異なる。食料安全保障という言葉が示すように、兵器でなくても私たちはただちに胃袋をつかまれ生命の危険にさらされる。「真実を知らなくても生きていける」時代は終わったのだ。考え選択できるうちは悪あがきして考えてみるべきではないか。

先述したムフも対話的民主主義や合意型モデルの欺瞞と限界について述べながら、「共有される象徴空間の存在が必要」[49]とも述べている。そして、私たちをめぐる食の環境は待ったなしで急激な変化を遂げてきている。このまま分断された状態で、いったいどのような未来を迎えることになるのだろうか。ここで以下の示唆はヒントを与えてくれる。

つながるためのキーワードは、食の全体を見通す想像力と生命である。(略)食がなければ生きることができないという食の根源的意味にいま一度立ち返ることで、私たちはむき出しの生命(胃袋)レベルで直感的につながり合うことができるのではないか。(略)食の全体性を見通すと、結果的に現代社会の矛盾を鋭くえぐり出し、それをどう克服するのかという問題意識を育むことができる。[50]

つまり、私たちは何を食べて何を食べないかということで、数々の分断と排除と批判を経験する一方、生命（胃袋）レベルでも、また食料安全保障という意味でも運命共同体なのである。経済成長戦略に、多国籍企業に、科学的正しさに、私たちは胃袋を握られている。複雑化し拡大する流通ネットワークのなかに万人が組み込まれている。アフリカの湖の、南アメリカの畑の、中国の山地の食料が私たちの胃袋に入ってくる。

食に関して科学的な価値にだけ目を奪われるということは、背後にある文化の豊かさや複雑さをないがしろにするということであり、さらにいえば、背後にある社会的つながりをないがしろにする、ということでもある。ブツブツと切れた関係の、そのあいだでしか消費されないものは多々ある。生産者といちいちつながっていては、私たちの日常生活はたちまち立ち行かなくなる。しかし、少なくとも身体や生命に直結するものに関して、胃袋に直接入ってくる消費物に関して、関係をつないでいく（あるいは関係について考える）ことは、よりダイレクトに社会について考える最後の生命線となるはずだ。

食とリスクをめぐる科学の作用領域は、それが本質的に政治的実践であるだけでなく、経済的合理性への関心と発動を隠蔽し「これは決して経済的利潤の問題ではない」という主張を正当化することにも寄与している。「よき市民」としての責務は重くなり、権利はないがしろにされていく。私たちはばらばらな消費者として、永遠のゼロリスクを動員するようなものしかもはや選択できなくなり、限定された範囲のなかでの自由な消費で自己の責任を負い、自発的に隷従し、「健康な食品」を忖度するままでいいのか。ここで問題になってくるのは、経済的にも制度的にも排除され、下層へと振り落とされていく人々である。それは優先的な「知のシステム」(リスクの個人化ということが内面化されていることを含む)の枠外に置かれ、沈黙したまま排除されている人々である。

しかし私たちは市民であろうがなかろうが、食べるということを通して、目に見えないかすかな、しかし確実に政治的な営みにすべての人たちが参加しているはずだ。

注

(1)「消費者行政推進基本計画について(平成二十年六月二十七日閣議決定)」(http://www.kantei.go.jp/jp/singi/shouhisha/kakugi/080627honbun.pdf)[二〇一六年六月二十二日アクセス]参照
(2)ジグムント・バウマン/チットラーリ・ロヴィローザ゠マドラーゾ『《非常事態》を生きる――金融危機後の社会学』高橋良輔/高澤洋志/山田陽訳、作品社、二〇一二年、三三―三四ページ
(3)柄本三代子『リスクと日常生活』(「早稲田社会学ブックレット 現代社会学のトピックス」第六巻)、学文社、二〇一〇年)も参照のこと。
(4)前掲『《非常事態》を生きる』六六―六七ページ
(5)同書七六ページ
(6)前掲「消費者行政推進基本計画について(平成二十年六月二十七日閣議決定)」参照
(7)文部科学省「消費者教育の推進に関する基本的な方針」([http://www.mext.go.jp/a_menu/ikusei/syouhisha/detail/1337041.htm][二〇一六年六月二十二日アクセス])を参照のこと。消費者庁ウェブサイトにも掲載されている。

（8）加藤尚武『災害論――安全性工学への疑問』（世界思想社現代哲学叢書）、世界思想社、二〇一一年、六九ページ。なお柄本三代子「被ばくの語られ方――テレビジョンにおける「現在」の理解」（「特集映像アーカイブズを利用した質的調査の探求」「社会学評論」第六十五巻第四号、日本社会学会、二〇一五年）で、復興大臣による安全と安心のすり替えについて述べている。
（9）前掲『《非常事態》を生きる』二〇一ページ
（10）これについてはアントニオ・ネグリとマイケル・ハートの前掲『〈帝国〉』でも、「生権力」あるいは「生政治的生産」として指摘されている。
（11）前掲『現代政治とシティズンシップ』二一―二二ページ
（12）前掲『市民社会論』三三ページ
（13）池田正行『食のリスクを問いなおす――BSEパニックの真実』（ちくま新書）、筑摩書房、二〇〇二年、一一一―一一二ページ
（14）BSE問題については、前掲『食品リスク』に詳しい。
（15）岩田健太郎『「リスク」の食べ方――食の安全・安心を考える』（〔ちくま新書〕、筑摩書房、二〇一二年）、佐藤健太郎『「ゼロリスク社会」の罠――「怖い」が判断を狂わせる』（〔光文社新書〕、光文社、二〇一二年）、松永和紀『お母さんのための「食の安全」教室』（女子栄養大学出版部、二〇一二年）、など。
（16）前掲『「安全な食べもの」ってなんだろう?』一二―一三ページ
（17）前掲『お母さんのための「食の安全」教室』二七五ページ
（18）同書二七六ページ
（19）同書二七七―二七八ページ

（20）リスク受容過程での拒否などの「正しい科学的知識の不在」を意味する「欠如モデル（deficit model）」については、Brian Wynne, "Public Understanding of Science," in Sheila Jasanoff et. al. eds., *Handbook of Science and Technology Studies*, Sage, 1995 を参照のこと。

（21）シャンタル・ムフ『政治的なものについて――闘技的民主主義と多元主義的グローバル秩序の構築』酒井隆史監訳、篠原雅武訳（「ラディカル・デモクラシー」第一巻）、明石書店、二〇〇八年、一一一―一一三ページ

（22）前掲『危険社会』

（23）邦訳書は以下。前掲『フード・ポリティクス』

（24）邦訳書は以下。マリオン・ネッスル『食の安全――政治が操るアメリカの食卓』久保田裕子／広瀬珠子訳、岩波書店、二〇〇九年

（25）同書一七ページ

（26）同書一七―一八ページ

（27）信頼をめぐる社会学的議論については、ニクラス・ルーマン『信頼――社会的な複雑性の縮減メカニズム』（大庭健／正村俊之訳、勁草書房、一九九〇年）および前掲『近代とはいかなる時代か？』、Linda R Weber and Allison I. Carter, *The Social Construction of Trust*, Springer Science+Business MediaKluwer Academic/ Plenum Publishers, 2003 などを参照のこと。

（28）前掲『リスクコミュニケーションの最新動向を探る』八ページ

（29）前掲『食の安全』一八ページ

（30）同書二三ページ

（31）Paul Slovic, "Perception of Risk," *The Perception of Risk*, Earthscan Publications, 2000, p.231.

(32) 中谷内一也『環境リスク心理学』ナカニシヤ出版、二〇〇三年、同『ゼロリスク評価の心理学』ナカニシヤ出版、二〇〇四年、同『安全。でも、安心できない…——信頼をめぐる心理学』(ちくま新書)、筑摩書房、二〇〇八年、中谷内一也編『リスクの社会心理学——人間の理解と信頼の構築に向けて』有斐閣、二〇一二年

(33) 前掲『安全。でも、安心できない…』一五三ページ

(34) 吉川肇子『リスクとつきあう——危険な時代のコミュニケーション』(有斐閣選書)、有斐閣、二〇〇〇年、七九ページ。Affect heuristic に対して社会学者のラプトンは emotion-risk assemblage という概念を用いて批判的に検証を加えている。Deborah Lupton,"Risk and emotion: towards an alternative theoretical perspective," *Helth, Risk & Society*, 15(8), 2013.

(35) 前掲『安全。でも、安心できない…』一七〇、一七二ページ

(36) 前掲『食の安全』四三二ページ

(37) 吉川肇子編『リスク・コミュニケーション・トレーニング——ゲーミングによる体験型研修のススメ』(ナカニシヤ出版、二〇一二年)を参照のこと。

(38) 前掲『リスクの社会学』二一一ページ

(39) 同書二六〇ページ

(40) 前掲『政治的なものについて』七八ページ

(41) 同書七九ページ

(42) 同書一五ページ

(43) 具体的なデータの詳細については「放射線医学県民健康管理センター」(〔http://fukushima-mimamori.jp/thyroid-examination/result/〕〔二〇一六年六月二十二日アクセス〕)を参照のこと。また

IWJ Independent Web Journal 上の「2015/08/31［福島］第二十回「県民健康調査」検討委員会（動画）」（〔http://iwj.co.jp/wj/open/archives/260730〕［二〇一六年六月二十二日アクセス］）で、動画も閲覧できる。本文中「会見での一幕」は「6／8」に収められている。

（44）福島復興ステーション「県民健康調査の概要」（http://www.pref.fukushima.lg.jp/site/portal/43-7.html）［二〇一六年六月二十二日アクセス］

（45）宇野重規『民主主義のつくり方』（筑摩選書）、筑摩書房、二〇一三年、一八―一九ページ

（46）同書二一ページ

（47）前掲『近代の観察』、ニクラス・ルーマン『エコロジーのコミュニケーション――現代社会はエコロジーの危機に対応できるか？』庄司信訳、新泉社、二〇〇七年

（48）前掲「科学的不確実性と〈つながる／つながらない〉」、参照

（49）これについては「『敵対性の否認』に基づく思考様式」についての論考、白井聡「反知性主義、その世界的文脈と日本的特徴」（内田樹編『日本の反知性主義』〔犀の教室〕所収、晶文社、二〇一五年、一〇八ページ）も参照のこと。

（50）池上甲一「「胃袋の連帯」を目指して」、池上甲一／岩崎正弥／原山浩介／藤原辰史『食の共同体――動員から連帯へ』所収、ナカニシヤ出版、二〇〇八年、二四一ページ

おわりに

福島県二本松市で開催される〝猫の手〟縁農というものがある。日本有機農業研究会の主催で二〇一二年から年に二回ずつ開催されている。参加者たちは数軒の有機農家に数人ずつ分かれて農作業をおこない、生産者らと温泉宿に泊まり、勉強会をおこなう。事態の混迷と複雑さを、現在のものとして現場で知ることになる。あるとき、Sさんの畑のニンジン掘りを終えて一休みしていたところ、軒先に吊るしてあった干し柿を、私を含む六人みんなにSさんがくれた。私たちは一瞬顔を見合わせた。脱原発運動絶賛展開中のTさんが言った。「ふうふうすればだいじょぶ」。大の大人たちはにやりとし「ふうふう、ふうふう」と息を吹きかけ、何かを落としたつもりになって食べた。みんなで「まじおいしい」と叫んで種を遠くに投げた。作業後の疲れと空腹で私たちはたしかに甘いものがほしかった。科学、不安、躊躇、気づまり、理不尽、非科学、感謝、そんなものごとところける干し柿を食べた。

以上の文章を読んで反発を感じる人がおそらくいる。しかも、その感情の引き金となったポイントはいろいろのはずだ。生産者の面前で食べるのを躊躇したからかもしれない、干し柿をふうふうしたからかもしれない、結局食べたからかもしれない、そもそも二本松に行ったことかもしれない、二本松で農業をおこなっていることかもしれない。二本松の農家に干し柿をもらって食べただけの行為に対し、私たちの間に見えない線が次々と引かれていく。

しかし、誰に怒られ嫌われ諭されたとしても、私たちにとってのそのときの正解は「ふうふうして、食べる」だった。食が私たちからどんどん遠ざかっている現状で、そのときそのときの正解を(できれば誰かと連帯して)探しながら食べていかなければならないことは、なにも放射能汚染に限った話ではない。いずれの食をめぐる不安に関しても、私たちの間に分断や反目を生み出すものをもし仮に敵と称するなら、それは「その人」ではない。その線を引かせているものの正体とその性質について、人と関わりながら体を使って、今後さらに私は考える。マトリクスAや、とりわけDに該当する食の安全をめぐるさまざまな問題は、私たちに数々の分断を経験させてきた。それと同時に、憤り、やるせなさ、悲しみ、絶望、なんとかしなければ、こんな社会であっていいはずがない、という思いを共有する発火点にもなっている。

〝猫の手〟で、あるときは田植えをした。作業を終え、雑草をむしりながら田んぼをあがるUさんに「それどうするんですか?」と聞いた。すると、リースを作るのだと、いい香りがするからかいでごらんと言った。私には野っぱらにしか見えなかった景色を、彼女は「宝物がいっぱいよ」と。味噌も醬油も帽子もなんでも自分で作る魔法のような手をもつ福島県出身の彼女は、敗戦のとき十四歳で、学校にも行けずいろいろあった(最初ここで苦労と書いたのをご本人に見せたら、苦労という言葉を使うなと言われた)と聞いている。彼女の身体に刻み込まれた技を、私はほとんどもちあわせていない。そんな私の眼に、宝物は、何の役にも立たないただの雑草にしか映らない。自ら何かを作り出す/こさえるという手段からことごとく疎外され、十八のときまで育った宮崎の漁村がいやで飛び出していまは東京に住み、生物としてきわめて脆弱な基盤しかもたない私のような者こそが、〈責務／目的としての健康〉推進の流れに最も適合的なのだろう。

『さらば、食料廃棄』という本のなかに、次のような一節がある。

私たちは自分自身の五感を信用する能力をなくしてしまったとしか考えられない。印字された日付だけに頼り、何がよくて何が悪いか、その判断を産業界の手に委ねてしまった。(1)

「産業界の手に委ねてしまった」ものは賞味期限以外にも多々あるだろう。いったん委ねてしまったら、それをまた自らの手へ引き戻すことは容易ではない。モノを消費することによって、本来有していた可能性がある能力をやすやすと手渡していいるのだ。そしてますますモノを消費することへの依存が高まっていくことになる。

やすやすと手渡す――それはさまざまな局面でこれまで生じてきた。経済学者である宮本憲一は、市場経済の効率を最優先させる一方で、自民党政治を安泰なものとした農業政策がいかに農村や農業から自立を剥奪し疲弊させていったかについて、一九八二年の時点で以下のように述べている。

戦後農業政策は「農業基本法」にもとづいて構造改革事業をすすめたが、日本農業全体の自立という視点にとぼしかった。また適地適産という目標をかかげたが、地域内自給という考え方はなく、むしろ、全国市場めあての単一作物への特化が目標とされたといってよい。全体としての経済政策は市場経済をおしすすめ、生産性の高い部門へと資源や労働力を集中させる方向にうごいた。このため、食料品についても、米以外の作物は海外の安い資源への依存がすすんだ。工業立国によって、海外資源を加工して比較生産費の安い工業製品を輸出して、それによって得た外貨によって、安い農作物を輸入するという方法がとられたのである。(2)

ここで指摘されている状況の帰結として、現在の私たちの食を決定づける流れがある。いうまでもなく、農村や農業の疲弊は、都市生活者の暮らしと直結している。農を農業と称して他の産業や工業とさも並列(代替)可能であるかのように錯覚させること自体に大きな問題がある。農は、生活をより豊かに便利に快適にするためのものではなく、そのような生活を支えながら生きていくために必要な前提となる営みである。したがって、農を軽んじる文明に明日はない。このことは車や衣類の消費の話とは決定的に異なる。私たちは車をもたなくても、あるいは必要であれば中古車であっても、みすぼらしい格好であっても生きていける。しかし食料については、生命や生活を牛耳ることと直結していて、社会経済活動の土台を打ち崩すことも可能にする。すなわち、胃袋/身体が支配される状態である。欲望どころか胃袋を支配されたら、私たちはその他のどのような欲望をも充足させることができない。そのような状況を回避するために、胃袋/身体の支配から逃れなければならない。

以上のような理由から、食に関する生産者はとくに保護されなければならない。それは生産者のためだけではなく、生産手段から切り離された私たちの命綱がその手に握られているからである。

生産者が困窮状態にあるとするならば、それは競争原理を導入して市場に任せるのではなく、国家によって状況改善が進められなければならない。生産者の困窮は、市場によって、つまり「消費者の合理的行動」という経済学で設定された架空に委ねられてはいけない。

市場経済システムの「外」へ向かおうとする試みの一つとして有機農業が挙げられるだろう。有機農業はそもそも、産業化や工業化、商品化、大量生産といったいわゆる食のモノ化をめぐるさまざまな問題の噴出に異議を唱え、抵抗を示す運動だった。すでに有機農業を実践している方々や、これから新たに有機農業を始めようとしている方々に話を聞く機会があれば、「なぜ有機農業を始めようと思ったのか」と私はたずねてみる。一九七〇年代に問題化した水俣病をはじめとした公害や農薬過多、およびレイチェル・カーソン『沈黙の春』や有吉佐和子『複合汚染』を読んだことをきっかけとして挙げる方々がたくさんいる。また、福島第一原子力発電所事故をきっかけとして生活や食を見直したことが有機農業を始める動機につながったという人々もいる。そして、TEIKEIと海外に紹介される生産者と消費者を結ぶ独特の流通形態である提携は、独自に販路を開拓し、それを支持する消費者に購入されるというものである。生産者と消費者との連携は、いわゆるスーパーマーケットやコンビニエンスストアといった小売りに比して、まったく細々としたものである。しかし以下のように今後の可能性が示唆されてもいる。

食品の分配の問題も含めて、現状の形態を克服し、食品生産システムを根本的に見直し、持続可能なものにする必要がある。そのためには地域分散型の小規模生産・流通システムを構築することが絶対に不可欠だ。[3]

有機農業に限らず、環境汚染をはじめとした数々の社会問題への気づきをきっかけとして食や農に関わるアクティビストたちは世界中で次々と誕生している。農や土に癒され、生活を見直す人々がいる。子どもの貧困問題を食によって救おうとする試みがある。自分たちの自給圏を構想する人々がいる。種を守ろうとする人々がいる。添加物を排したパンを作る人たちがいる。都市農園でつながる人々がいる。食と社会運動とはさまざまな形態で展開し、オルタナティブな社会を模索している。そもそも食べること自体が政治的選択行為である。このような状況について今後、引き続き私は研究対象としていく。

汚染によって芽生えた変革の志が、いま汚染によってくじかれようとしている現実は、人間の愚かさを物語っている。いま汚染によって芽生えつつある志が、また未来の汚染によってくじかれることがあるならば、私たちはあまりにも愚かすぎる。

私たちがこれまで謳歌してきた高度経済成長期を経た消費社会は、たまたまの稀有な時代であって、これからますます食が遠ざかっていき、貧困と格差が蔓延していくのかもしれない。そうであるなら、消費者として無防備に「一元的安全」へと五感を委ねられる状況にはもはやなく、自らの身体と社会とのつながりをいちいち確認する必要性が増すのではないか。そのためには「生産者とつながること」「知ること」「疑問をもつこと」「疑問を発すること」が重要になってくる。本能を研ぎ澄ますという言い方が原始的で粗野な印象を与えるのであれば、食と身体を媒介として自己と他者への想像力を鍛えると言い換えてもいいだろう。そこから始めていくしかない。

これまで農業生産者の困窮状態を作ってきたその最たるものはフード・レジームである。すなわち、国家や多国籍企業の思惑による経済政策である。安いものを大量に作らなければ生き残れないという状況は、良質な生産者を淘汰してきただけでなく、消費者の舌をさえ変え、胃袋を支配していった。つまり、生産者だけでなく消費者に対しても「何を食べるか」という選択的行為の内実変更を強いたのである。

食に限らず、身体と生命を脅かすさまざまなリスクに、これまでもこれからも、私たちはさらされ続ける。私たちはどのようにして見えない恐れを共有することができるだろうか。残念ながら、昨日まで食べていたものが食べられなくなるという状況は日常でやすやすと生起することである。しかし、そうであればあるほど、追い込まれれば追い込まれるほど、逆説的に多くの人々が覚醒する契機にめぐりあうだろう。そしてその覚醒は、単にこの私のためだけではなく、これから生まれてくる人々、グローバル企業に搾取されている人々、身体に害を及ぼす食料摂取を余儀なくされている人々、食料の選択権、知らされる権利、主張し傾聴される権利が奪われている事態に対する、何らかのアクションにつながっていく。それは、食料全体主義への異議申し立てであり、食料安全保障の維持であり、食料民主主義の達成を目指すことになるだろう。食べることによってはじめて生存可能になるという条件に誰もが厳に拘束されているという事実は、胃袋の連帯を可能にするのではないか。

本書の第4章と第5章のもとになっているのは、「機能性食品ターミノロジーによるリスク生産」（「特集 科学技術と社会の共生」「科学技術社会論研究」第三号、科学技術社会論学会、二〇〇四年）および「水銀汚染に関するリスクコミュニケーションの批判的考察――魚類の摂食制限初期報道を中心に」（「応用社会学研究」第二十号、東京国際大学、二〇一〇年）である。しかし、いずれも原形をとどめないほど大幅に加筆・修正している。したがって、ほぼ全編書き下ろしである。

また本書の内容は、東京国際大学特別研究助成（二〇一一年度）およびＪＳＰＳ科学研究費補助金基盤研究Ｃ「健康・環境リスクをめぐる不安言説分析――その連鎖と強靭さに関する実証研究」（二〇一二―一四年度）の支援によるものである。本書のなかで例示したインタビューはいずれもこれらの研究に加え、「立教大学教育活動推進助成（立教ＧＰ）二〇一一年度」のデータとして集められた。

最後に、水俣病を告発する会のみなさま、水俣病溝口訴訟弁護団のみなさま、猫の手のみなさま、二本松有機農業研究会のみなさま、日本有機農業研究会のみなさま、西のほうへ避難しているみなさま、各地の放射能測定室に関わるみなさま、インタビューに応えてくださったみなさま、食べることについて驚異的熱弁をふるう友人たち、講義や演習で出会った学生のみなさま、長田攻一先生および災害と地域社会研究会のみなさま、青弓社の矢野未知生さま、両親である袈裟信さんと智子さん、多くの気づきをありがとうございます。

注

(1) シュテファン・クロイツベルガー/バレンティン・トゥルン『さらば、食料廃棄——捨てない挑戦』長谷川圭訳、春秋社、二〇一三年、五一ページ

(2) 宮本憲一『現代の都市と農村——地域経済の再生を求めて』(「新NHK市民大学叢書」第十二巻)、日本放送出版協会、一九八二年、一八一ページ

(3) クレメンス・G・アルヴァイ『オーガニックラベルの裏側——二十一世紀食品産業の真実』長谷川圭訳、春秋社、二〇一四年、一五二ページ

［著者略歴］
柄本三代子（えのもと みよこ）
宮崎県生まれ
東京国際大学教授
専攻は文化社会学、消費社会論、メディア論
著書に『リスクと日常生活』（学文社）、『健康の語られ方』（青弓社）、共著に『ニュース空間の社会学』（世界思想社）、『〈つながる／つながらない〉の社会学』『いのちとライフコースの社会学』（ともに弘文堂）、『文化としてのテレビ・コマーシャル』（世界思想社）、『健康ブームを読み解く』（青弓社）など

リスクを食（た）べる　食と科学の社会学

発行――2016年7月15日　第1刷
2020年10月9日　第3刷
定価――2000円＋税
著者――柄本三代子
発行者――矢野恵二
発行所――株式会社青弓社
〒162-0801 東京都新宿区山吹町337
電話 03-3268-0381（代）
http://www.seikyusha.co.jp
印刷所――三松堂
製本所――三松堂
©Miyoko Enomoto, 2016
ISBN978-4-7872-3406-3 C0036

野村一夫／高岡裕之／柄本三代子 ほか

健康ブームを読み解く

病への不安が集団強迫と化した健康志向を文化的・政治的言説としてとらえ、それを成立させたメディア空間の発生を、医学・公衆衛生・総力戦などの歴史にたどって現代を照射する。定価1600円＋税

高井昌吏／古賀 篤

健康優良児とその時代

健康というメディア・イベント

戦前から1990年代まで続けられた健康優良児表彰事業と健康優良学校表彰事業の変遷を地域格差や性差の視点から解析し、児童を絶えず「健康」へと駆り立てる力学を浮き彫りにする。定価1600円＋税

田中 聡

健康法と癒しの社会史

身体の価値は、生産性から商品性へと変遷し、健康への欲望はますます肥大していく。おかしくも奇妙な数々の健康法・民間療法の歴史を概観して、健康願望の源流をたどる。 定価2000円＋税

佐々木浩雄

体操の日本近代

戦時期の集団体操と〈身体の国民化〉

ラジオ体操や大日本国民体操など、全国で考案された集団体操の実態を史料を渉猟してあぶり出し、娯楽や健康を目的にしていた体操が国家の管理政策に組み込まれるプロセスを追う。定価3400円＋税